AF209055

Medizin und Spiritualität

- ein Geschmack vom Heilen

Klaus-Dieter Platsch (Hg.)

Mit Beiträgen von

Annie Berner-Hürbin
Annette Kaiser
Klaus-Dieter Platsch

Klaus-Dieter Platsch (Hg.)

Medizin und Spiritualität

- ein Geschmack vom Heilen

Eine Dokumentation der Veranstaltung „Medizin und Spiritualität – ein Geschmack vom Heilen" auf der Fraueninsel im
Chiemsee / Oberbayern vom 22.–24. 3. 2002 mit Beiträgen von

Annie Berner-Hürbin
Annette Kaiser
Klaus-Dieter Platsch

Eine Publikation des Instituts für Integrale Medizin
Windschnur/Chiemgau
Originalausgabe
ISBN 3-8330-0115-1

© 2002 klaus-dieter platsch
Umschlaggestaltung: klaus-dieter platsch
Nachdruck oder Verwendung in anderen Medien nur mit schriftlicher
Genehmigung der AutorInnen.
Herstellung: Books on Demand GmbH
Printed in Germany

Inhalt

Vorwort

Das vorliegende Buch ist eine Dokumentation des Seminars „Medizin und Spiritualität – ein Geschmack des Heilens" auf der Fraueninsel/Chiemsee im März 2002.

In meiner eigenen ärztlichen Tätigkeit und in vielen Begegnungen auf Seminaren, Vorträgen und Kongressen mit Menschen aus dem Heilbereich erlebte ich über die Jahre zunehmend, dass viele, die in einem ärztlichen oder therapeutischen Kontext stehen, eine starke Sehnsucht nach Ganzheitlichkeit und spiritueller Ausrichtung ihrer Arbeit in sich tragen.

Das offensichtlich immer stärker werdende Bedürfnis der therapeutisch tätigen Menschen nach einem Austausch und einer Begegnung zu Fragestellungen ihrer eigenen spirituellen Ausrichtung und zu Fragen, wie sich eine solche in einem ärztlich-therapeutischen Kontext auswirken oder niederschlagen kann und darf, veranlasste mich schließlich auf der Fraueninsel im Chiemsee, im dortigen Benediktinerinnenkloster, zu einem Seminar „Medizin und Spiritualität" einzuladen. Die Herzensatmosphäre, die Tiefe und Stille des Seins und die persönliche Erfahrung der Menschen lassen sich in einem Buch nicht unmittelbar wiedergeben, aber die gehaltenen Vorträge, die jetzt hier vorliegen, sind Perlen und Meilensteine, die wir jetzt noch einmal nachlesen und nachwirken lassen können.

An dieser Stelle möchte ich all denen danken, die mitgeholfen haben, das Seminar so wunderbar zu gestalten und damit letztlich auch dieses Buch ermöglicht haben.

Windschnur im Dezember 2002   *Klaus-Dieter Platsch*

Die Kunst des Heilens ist erreicht, wenn all unsere Handlungen von einer höheren Realität inspiriert sind, in der unsere individuelle Identität ungetrennt von den schöpferischen Kräften des Kosmos ist.

Ian A. Baker

Medizin und Spiritualität
- eine Einführung

Klaus-Dieter Platsch

Was wir uns an diesem Wochenende vorgenommen haben, ist umschrieben mit Medizin und Spiritualität - ein Geschmack vom Heilen. Und wir werden schauen, was dieses Thema für jede und jeden von uns bedeutet, was wir darunter verstehen und was wir selbst dabei erleben, denn für jeden Menschen wird dieses Thema in einer anderen und einzigartigen Facette erscheinen.

Jeder und jede von Ihnen, die hier sitzen, hat einen ganz persönlichen Hintergrund auf dem er oder sie der Frage nach der eigenen Spiritualität nachgeht. Einige von Ihnen werden schon einem bestimmten Weg der verschiedenen spirituellen Traditionen folgen: z.B. einem christlich-kontemplativen Weg, einem buddhistischen Weg oder einem Sufiweg, wie auch immer. So gesehen ist unser Hintergrund sehr unterschiedlich, sowohl was unsere Profession als Mediziner als auch was unsere eigene Vorstellung von Spiritualität oder spirituellem Pfad angeht.

Diese Vielfalt halte ich für sehr wichtig, denn in ihr können wir auf das stoßen, was am Grunde dieser Vielfalt liegt – auf das spirituelle Eine.

Und ich denke, dieses verbindende Moment ist genau das, was nicht nur für unsere eigene Spiritualität, sondern auch für unsere Arbeit mit den Menschen, die zu uns kommen, von großer Bedeutung ist.

Unsere Aufgabe als Ärztinnen und Ärzte, als Therapeutinnen und Therapeuten, ist es, den Fokus unserer Arbeit auf die inneren Heilkräfte im Patienten zu richten. Und wenn wir das in einem spirituellen Kontext tun, dann geht es um die Frage: Was ist *es*, das heilt?

Wenn wir über das Thema *Spiritualität und Medizin* sprechen, dann denken wir unwillkürlich an die Medizinsysteme der östlichen Hochkulturen. Dabei haben wir durchaus auch unsere eigene, westliche Tradition. Frau Annie Berner-Hürbin hat in ihrem Buch „Hippokrates und die Heilenergie" darüber sehr ausführlich gearbeitet, wovon im nächsten Vortrag die Rede sein wird.

Unsere abendländische, westliche Medizin hat ihre eigenen spirituellen Wurzeln, die allerdings über die Jahrhunderte in Vergessenheit geraten sind. Dieser Verlust der eignen spirituellen Verbindung in der Medizin hat dazu geführt, dass wir heute oft Anleihen aus dem Osten nehmen. Viele Menschen kommen das erste Mal damit über die östliche Medizin und Kultur in Berührung. Viele von Ihnen hier arbeiten mit der chinesischen Medizin und haben über das Dao der chinesischen Medizin, Kultur und Philosophie – das Dao als Prinzip des Einen und Allumfassenden, dem alles zu Grunde liegt - einen Einstieg in die spirituelle Dimension der Medizin gefunden. „*Dao*", so sagt *Lao-Tse*, „*kann es ausgesprochen werden, ist es nicht mehr das ewige Dao*".[1] Es ist das Namenlose, das spirituelle Moment, aus dem alles entsteht.

---

[1] Dao De Jing, Kap. 1

Die Medizin des Abendlandes hat eine eigene spirituelle Tradition, und Hippokrates, unser ärztlicher Ahnvater, war spiritueller Arzt und Lehrer zugleich. Der hippokratische Eid, auf den wir heute noch schwören, ist in seiner eigentlichen Bedeutung ein Initiationsritus. Alles, was von der hippokratischen Tradition in unserem Verständnis heute noch übriggeblieben ist, ist lediglich, dass Hippokrates für den Beginn der westlichen Schulmedizin steht – und damit auch für den Beginn der Trennung des Geistigen vom Leiblichen. Das war der Anfang für unsere heute vorwiegend somatische Orientierung und der gesonderten Betrachtung von Körper, Geist und Seele und den damit einhergehenden gesonderten professionellen Zuständigkeiten wie Ärzten und Ärztinnen, Psychologen und Psychologinnen und Priestern und Priesterinnen. Diese Betrachtung dauert jetzt seit über 2500 Jahren an. Aber am Anfang war unsere Medizin ganzheitlich, alle Ebenen waren miteinander verbunden: Soma, Psyche, Seele, alles gehörte zusammen. Auch die erkenntnistheoretische Betrachtung der Medizin war ähnlich der chinesischen Medizin energetisch ausgerichtet.

Unsere eigenen Traditionen beschränken sich nicht nur auf Hippokrates; wir haben noch viele andere Beispiele in der abendländischen Medizin: Denken Sie an Galen, denken Sie an Hildegard von Bingen im Mittelalter, deren Medizin in der christlich–klösterlichen Spiritualität gewachsen ist; denken Sie auch an Paracelsus, der in der Tiefe seines ärztlichen Selbstverständnisses gesagt hat: *Die höchste aller Arzneien aber ist die Liebe.*

In der heutigen Zeit ist die anthroposophische Medizin ein weiteres Beispiel für eine ganzheitlich, spirituelle Medizin und es gibt noch weitere mehr. Und vergessen wir nicht die Tradition der weisen Frauen im Abendland oder die Tradition der Hebammen – auch ganzheitlich heilende Menschen. Oder Heiler und Schamanen, all das gab es bei uns genauso.

Aber auch in unserer heutigen Zeit gibt es offensichtlich zunehmend ein gewisses Umdenken, so dass Spiritualität auch bei uns wieder einen Eingang findet. Wenn Sie sich zum Beispiel die letzte Definition von Gesundheit der WHO anhören, den noch nicht beschlossenen Vorschlag des WHO-Komitees von 1998, da heißt es: *Gesundheit ist ein dynamischer Zustand vollständigen psychischen, mentalen, spirituellen und sozialen Wohlbefindens, und nicht nur die Abwesenheit von Krankheit und Unsicherheit.*

Da erscheint zum ersten Mal in dieser Definition das Wort „dynamisch", d. h. dass Krankheit und auch Gesundheit in einem dynamischen Prozess stehen, und gar nicht so statisch sind, wie wir das immer meinen: Da bekommt jemand eine Diagnose, das war´s dann, Stempel drauf...Einer ist z.B. Diabetiker und bleibt Diabetiker...Aber mit diesem Konzept werden wir Krankheit und Gesundheit nicht gerecht, denn wir haben es hier mit prozesshaften Entwicklungen zu tun.

Das zweite, sehr Bemerkenswerte ist, dass nicht nur die Frage des psychischen, sozialen und mentalen Befindens angesprochen wird, sondern auch die des spirituellen. Also scheint auch das Thema Spiritualität Eingang in die WHO zu finden. Das, denke ich, können wir als ein hoffnungsvolles, zukunftweisendes Zeichen nehmen.

Jede Medizin und jedes Heilen hat den kranken Menschen in ihrem Blickpunkt. Sein Heilwerden und sein Heilungsprozess sind das Entscheidende. Wenn wir uns eine der letzten Umfragen im British Medical Journal anschauen, in der Patienten nach ihren Wünschen für ihre Behandlung gefragt wurden, dann ergibt sich folgendes Bild:

- 93% der Patienten wünschen sich eine gute Kommunikation,
- 87% Gesundheitsförderung durch ihren Arzt,
- 82% ein partnerschaftliches Verhältnis zum Arzt,
- 63%, also zwei Drittel, eine Untersuchung und nur
- 25% wollen ein Rezept.

In der Realität des Praxisalltags bekommen aber drei Viertel der Patienten ein Rezept. Weiterhin stellt die Untersuchung heraus: Der mittlere Arzt – Patientenkontakt beträgt 8 Minuten, wovon der Patient 3 Minuten zum Reden zur Verfügung hat und der Arzt die restlichen 5. Was ich den entscheidenden Punkt finde, wird dann ausgeführt: Erstreckt sich das Gespräch auf 10 Minuten oder mehr, nehmen fast alle Patienten die Gelegenheit war, auf ein vorliegendes, inneres Problem hinzuweisen!

Ein vorliegendes, inneres Problem: Jetzt plötzlich erscheint der Patient nicht mehr nur als Objekt, als Nummer, als die Leber oder die Galle auf Zimmer 13, sondern er erscheint plötzlich als Mensch und beginnt von sich zu sprechen, wenn wir ihm die Zeit dazu zur Verfügung stellen. Zeit bedeutet auch Raum. Indem wir uns Zeit nehmen, geben wir auch Raum und stellen ihn zur Verfügung.

Für viele, die hier sitzen, ist das nichts Neues. Ich denke, die meisten von uns werden das auch in dieser Weise erleben und auch so arbeiten. Auf ein inneres Problem hinzuweisen bedeutet, dass hier die Frage nach Heil-Werden und Gesund-Werden, nach Heilsein gestellt wird, indem der Patient verbal oder averbal darauf hinweist, es gäbe mehr als nur das vordergründige Symptom, es gibt auch einen inneren Bezug.

Was ist denn Heilsein? Heilsein kommt aus der Ganzheit. Also nicht nur aus der körperlichen oder psychischen Ebene der Symptomatik, die in einer medizinischen Diagnose mündet, sondern aus allen Ebenen des menschlichen Seins. Es singen die Ebenen von Körper und Psyche und die Ebene der Spiritualität miteinander ein ganzheitliches Lied. Stimmen wir uns in dieses Lied ein, schwingen wir uns ganz auf den Patienten oder die Patientin ein, wird Heilung auf einer tiefen Ebene durchaus möglich.

Auf einen Artikel mit dem Titel „Die spirituelle Evidenz in der Medizin", den ich zu diesem Thema geschrieben habe, habe ich sehr viele Zuschriften bekommen durchweg mit dem Tenor: Da wird mir aus der Seele gesprochen. Der Leserbrief einer Theologin an die Zeitschrift war allerdings ganz im Gegenteil geharnischt. Sie hat sich über den Artikel sehr aufgeregt. Ich möchte Ihnen ein paar Passagen daraus vorlesen: *„Als Patientin erwarte ich von meinem Arzt, ... dass er mich als ganze Person wahrnimmt, meine Lebensumstände, und natürlich auch meine aktuelle sowie strukturelle, psychische Befindlichkeit berücksichtigt. Ich erwarte ebenfalls Hinweise auf mögliche psychosomatische oder im weitesten Sinne energetische Zusammenhänge meiner*

Erkrankung... Ich möchte aber innerhalb des Arzt–
Patienten-Verhältnisses bitte verschont bleiben von
Tipps, wie ich mein spirituelles Leben regeln kann.
....Ich halte es für seelsorgerisch unredlich ..., die
Sinnfrage von ärztlicher Seite aus zu stellen."

Ich führe das hier an um zu zeigen, wie eine solche Haltung aus dem fachbezogenen und damit getrennten Selbstverständnis einer Berufsgruppe, in diesem Fall einer Theologin und Pastorin, entspringt: Auf der einen Seite sagt sie, sie wolle ganzheitlich gesehen und behandelt werden. Ihr Körper und ihre Psyche spielen für sie eine Rolle, ebenso die Energetik; aber die Seele nimmt sie aus der Ganzheitlichkeit heraus, denn sie gehört den Theologen! Da wird plötzlich eine Grenze zur Ganzheitlichkeit gezogen. Und das erleben wir immer wieder, dass ein Teil aus der Ganzheit durch die Bedeutsamkeit und Exklusivität des eigenen Gebietes ausgeklammert wird.

Es sollte für jede Ärztin und Therapeutin, für jeden Arzt oder Therapeuten, die ganzheitlich arbeiten, selbstverständlich sein, niemandem etwas überstülpen. Natürlich reagieren wir nur, wenn wir gefragt werden oder ein entsprechendes Signal bekommen. Und dann begleiten wir die Menschen einfach nur in ihrem eigenen Entwicklungsprozess. Da kommt nichts von außen dazu, wie hier befürchtet wird, sondern es geht nur um die Entfaltung dessen, was ohnehin schon da ist und was im Sinne des Heilwerdens gewürdigt werden möchte. Für mich gehört das mit zum ganzheitlichen Verständnis.

Mir fällt an dieser Stelle die Geschichte von einem indischen Brahmanen ein, der auch ein Professioneller in Sachen Religion ist. Eines Tages kommt eine einfache Frau zu dem Brahmanen und bittet ihn um ein Mantra. Ein Mantra ist die Wiederholung eines der Namen Gottes, eine wirksame spirituelle Übung. Der Brahmane ist natürlich mit anderen, höheren Dingen beschäftigt, als einer einfachen Frau ein Mantra zu geben, und denkt, was will diese Frau denn mit einem Mantra? Lästig, lästig. Nur damit er sie loswird, gibt er ihr ein Mantra: „Ram, ram, ram". Fortan nimmt die Frau also dieses „Ram ram ram" als ihr Mantra, so wie es ihr dieser Brahmane gegeben hat. Eines Tages begegnet der Brahmane der einfachen Frau wieder. Schon von weitem hört er sie ihr Mantra „Ram ram ram" rezitieren und sieht zu seinem ungläubigen Erstaunen, wie sie dabei über das Wasser läuft.

Ein gutes Beispiel dafür, wohin eitle Professionalität führen kann: Wir fühlen uns selbst zu Höherem berufen, besser zu sein und zu wissen, wo es lang geht, und speisen in dieser Art der eitlen Überheblichkeit jemanden einfach ab. Ich sage das nicht nur über andere, sondern es betrifft auch mich und jeden von uns.

Wie kann diese Frau nun über das Wasser laufen? Es ist wohl nicht das „Ram ram ram" als solches, sondern vielmehr die tiefe religiöse Überzeugung, die diese Frau mit dem Mantra verbindet. Sie hilft ihr, über das Wasser zu gehen.

Wenn wir von Spiritualität sprechen wollen, dann stellt sich uns die Frage: Was verstehen wir unter Spiritualität? Ich werde Ihnen diese Frage nicht beantworten, und vielleicht auch kein anderer, weil letztendlich die Antwort jeder nur in sich selbst finden kann. Wenn ich von mir selbst spreche, kann ich sagen: Für mich hat Spiritualität damit zu tun, dass es eine innere Ausrichtung gibt.

In meinem Wesen gibt es eine innere Ausrichtung, die sich auf das bezieht, was wir mit so vielen Namen belegen, auf das, was wir vielleicht göttlich nennen können, was eigentlich aber nicht benannt werden kann. Es ist die Ausrichtung auf das Namenlose, auf das, was Allem zugrunde liegt.

Es gibt so viele Worte für das Unaussprechliche: z.B. das Dao oder das Eine. Vor kurzem habe ich dafür die schöne Bezeichnung „unendliche Weite" in dem Buch von *Suzanne Segal* gelesen. Manche sprechen auch vom Nirwana – es ist in der Essenz eigentlich immer dasselbe. Es ist immer ein und dasselbe, das Eine. Aber im Grunde ist es namenlos, weil es eine Dimension umfasst, die wir mit Worten nicht mehr erreichen. Spirituelles Leben und Spiritualität in der Medizin sind für mich die Ausrichtung auf *das*.

Und das ist nicht getrennt von uns oder auf nur einen Aspekt unseres Lebens bezogen, sondern es bezieht sich auf das ganze Leben, auf alle Bereiche; und so beinhaltet Spiritualität selbstverständlich auch den Beruf, die ärztliche Arbeit wie auch die Medizin als Ganzes. Sie *ist* persönlich und unpersönlich, sie *ist* alles.

Bai Sahib, der Lehrer meiner spirituellen Lehrerin *Irina Tweedie*, ein indischer Sufimeister, hat es einmal so ausgedrückt: „*Es gibt nichts als das Nichts.*"
Und das ist die Ausrichtung.

Nun möchte ich noch einen weiteren Aspekt ansprechen: Neben dem Nichts, der namenlosen Leere, gibt es auch das, was daraus entsteht: Die Vielfalt unseres Universums, unseres Lebens, die Vielfalt der Menschen. Leere meint in diesem Kontext schöpferische Leere, aus der alles entsteht. Leere heißt hier nicht, dass da nichts wäre. Die andere Seite des Nichts ist das Allumfassende - ein weiterer Aspekt, der in die Ausrichtung kommen kann.

Der indischer Yogi, *Nisargadatta Maharaj*, hat es so ausgedrückt: *„Liebe sagt, ich bin alles, Weisheit sagt, ich bin nichts, zwischen diesen beiden fließt mein Leben.“* In seiner großen Tiefe drückt er so diese beiden Facetten wunderbar aus: *„Liebe sagt, ich bin alles“* meint das Allumfassende. Wenn ich eins mit allem bin, dann gibt es auf dieser Ebene auch keine Trennung zwischen mir und dir. Dann gibt es keine Trennung zwischen mir und dem Patienten. Dann gibt es keine Trennung zwischen den unterschiedlichen Dingen dieser Welt, denn alles *ist* eins. Der Buddhismus spricht z.B. vom Mitgefühl, das aus dieser Erkenntnis und Haltung erwächst.

Wenn es so ist, dass wir alle miteinander in Verbindung stehen – also *nicht-zwei* sind -, dass es auf der tiefsten Ebene keine Trennung gibt, dann hat das zutiefst mit Liebe und Mitgefühl zu tun. Denn wie anders könnten wir miteinander umgehen, wenn nicht in Liebe? So heißt es: *„Liebe sagt, ich bin alles.“* Die Liebe ist die tragende Kraft, in der alles verbunden ist.

Demgegenüber sagt die Weisheit: *Ich bin nichts*. Das ist der Aspekt des Nichts, der schöpferischen Leere, aus der alles hervorgeht. Zwischen diesen beiden Aspekten schwingt und fließt das Leben - zwischen der Liebe, die alles umfasst und durchdringt, durch die wir geboren werden und aus der heraus wir leben, der Liebe als dem heilenden Aspekt unserer Arbeit, und dem schöpferischen Nichts, aus dem alles hervorgeht.

Wir sprechen von verschiedenen spirituellen Traditionen: Sufismus, Atvaita, buddhistische oder christliche Mystik u.v.a.; es gibt sehr viele Traditionen, in denen Menschen ein Zuhause suchen und finden. Jede Tradition, jeder spirituelle Pfad hat seine eigene Farbe, seinen eigenen Geschmack. Wir brauchen diese verschiedene Farben, wir brauchen verschiedene Wege, weil wir als Menschen durch verschiedene Dinge auch angesprochen werden. Jeder Mensch hat seine bestimmte Alchemie, die in Resonanz mit einem bestimmten Weg steht. Wie wir bestimmte Farben vorziehen, so sprechen uns die verschiedenen Wege unterschiedlich an: der buddhistisch-spirituelle Weg, der christlich-kontemplative Weg, der Atvaitaweg, der Sufiweg.

Diese Alchemie und die daraus folgende spezielle Resonanz mit einem spirituellen Weg müssen wir auch in der Arbeit mit unseren Patienten berücksichtigen. Es gibt keinen richtigen oder falschen Weg, sofern er sich dazu eignet, das Bewusstsein und das Herz des Menschen zu öffnen und zu weiten, und ihn im Bewusstsein mit seinem eigentlichen Wesen und seinem ursprünglichen Urgrund zu halten. Der Weg selbst ist nur ein Fahrzeug, ein Hilfsmittel, das wir zurücklassen, wenn wir erkannt haben, was es zu erkennen gibt. Es geht also nicht um den Weg als solchen, nicht darum, dass wir einen bestimmten Weg gehen oder einer bestimmten Tradition folgen.

Im Kern geht es nur um die Erkenntnis unserer selbst, unseres wahren Selbst.

Es ist wichtig, Respekt vor dem Weg eines anderen zu haben, dem speziellen Weg anderer Menschen bzw. Patienten. Denn jeder hat seinen persönlichen Zugang und Weg, der für ihn immer der richtige ist. Das gilt es, in der Begegnung mit anderen Menschen immer wieder zu beachten.

Letztendlich muss auch der Weg irgendwann verlassen werden. Jeder auf dem spirituellen Pfad erfährt irgendwann, dass er auch den Pfad zurücklassen muss, ja, letztlich auch den spirituellen Lehrer oder die Lehrerin. Buddha selbst hat das so ausgedrückt: *„Wenn du Buddha triffst, dann töte ihn!"* Buddha bedeutet nichts weiter als die Erkenntnis des eigenen Wesens. Die Buddhisten sprechen von der Buddha-Natur, dem erwachten Menschen, der das eigene Wesen realisiert, der die Wahrheit, die hinter dieser Hülle von Menschsein steht, auf einer tiefen Ebene erkennt - nicht nur im Kopf. Dazu braucht man meist einen Lehrer, der einem hilft auf dem Weg. Aber an einem bestimmten Punkt der spirituellen Entwicklung sagt Buddha: *„Töte ihn!"* Dann ist es nötig, sich auf die eigenen Füße zu stellen und den Weg selbst zu gehen. Auch der Lehrer ist nur ein Gefäß, so wie der Weg ein Fahrzeug ist, das wir zurücklassen müssen.

Wenn wir mit unseren Patienten arbeiten, kann sich ein spirituelles Thema offenbaren. Oft geschieht das durch Krankheit und Leiden. Besonders bei schweren Erkrankungen, kommen die Patienten an tiefe Fragen. Gewöhnlich kommen sie mit der Vorstellung in unsere Praxen oder Kliniken, dass wir als Ärztinnen und Arzte ihnen ihr Leiden wegnehmen sollen: „Ich habe eine Krankheit, die ich loswerden will.“

„Ich habe eine Krankheit“ drückt sehr klassisch einen Bewusstseinszustand der Verlagerung nach außen aus, d.h. die Krankheit wird als von außen kommend und von mir getrennt betrachtet. Krankheit zu bewältigen erfordert aber einen schrittweisen Prozess, sie zu sich zu nehmen, um – soweit überhaupt möglich –, Verantwortung für sie übernehmen zu können. Ein erster Schritt in diese Richtung der Bewusstseinsveränderung liegt in der Aussage „Ich bin krank“. Damit stelle ich einen Bezug der Erkrankung zu mir selbst her. Der nächste, auf einer tieferen E-bene den Krankheitszustand transformierende Schritt hieße, mein Leib oder meine Psyche sind krank, aber mein Ich, mein ungetrenntes Selbst, ist vollkommen und unversehrt – und ich weiß nichts über Sinn und Zweck meiner Krankheit. Sie *ist* einfach. Und in diesem Prozess der Annahme und der Relativierung der Krankheit und der inneren Ausrichtung auf das, was im Menschen heil und unversehrt das Eine ist, können wir die Patienten und Patientinnen begleiten.

Natürlich kümmern wir uns auf der relativen Ebene um die bestmögliche Diagnostik und Behandlung der Erkrankung. Die Patienten und wir als Behandler müssen die Verantwortung für die relative Ebene nach bestem Wissen und Gewissen übernehmen. Aber bei all diesen medizinischen Erwägungen und Abläufen bleibt der innere Fokus in der Einheit, im Nicht-zwei-Sein.

Ich habe eine Patientin, die Kunsttherapeutin ist und die die Dramen, die sie bewegen, auch malt. Ich habe einige ihrer Bilder gesehen, darunter ein martialisches, blutspritzendes Bild, auf dem ein Säugling mit einem Messer durchs Herz zu sehen ist, alles in schwarz und grau.

Dieses Bild war eine Zustandsbeschreibung ihrer selbst, so hat sie sich in der entsprechenden Lebenssituation gefühlt. Es gab einen zentralen Punkt, der ihr sehr schwer fiel: Sie konnte ihr Leid nur als von Außen kommend sehen und sah nur auf die dunkle Seite ihres Lebens, in dem ihr so wenig glückte. So konnte sie nur schwer die andere Seite ihrer selbst erkennen, die, wo es Licht gibt, wo das göttliche Moment in ihr existiert, da, wo sie gehalten ist, in dem, was in ihr selbst immer vorhanden ist. Es ist nur verdeckt durch die viele Dunkelheit.

Auf dieses Licht im Patienten oder der Patientin zu schauen und ihnen zu helfen, es in sich selbst wahrzunehmen und zu realisieren, ist eine der wesentlichen Aufgaben spirituell ausgerichteter ÄrztInnen und TherapeutInnen. Denn erst dann kann das innere Licht die Dunkelheit erhellen, und wir sind nicht mehr davon abhängig, wie viel Watt gerade eine äußere Lichtquelle hat.

Sri Aurobindo, ein indischer Meister, hat zum Thema Leiden gesagt: *„Wenn ich andere leiden sehe, fühle ich mich unglücklich. Aber die Weisheit, die nicht mein ist, sieht das Gute, das daraus erwächst und begrüßt es."*
Das ist der Punkt: Das Leiden nicht weghaben zu wollen, sondern es begrüßen zu können im menschlichen Maß. Das ist nicht unbedingt ein spiritueller

Vorgang, sondern durchaus auch ein psychologischer. Dann im Annehmen des Leidens liegt überhaupt erst die Möglichkeit seiner Transformation.

Krankheit und Leiden führen sehr häufig in eine Dimension, die neue Fragen bei den Patienten aufwirft, die die Sinnfragen stellt. Fragen nach dem: Wer bin ich? Warum gerade ich? Warum überhaupt? Auch die Angst vor dem Schmerz oder die Angst vor dem Tod wird zur brennenden Frage nach dem Aushalten-Können und nach dem Sinn.

Ich erinnere mich an eine Patientin, die einen sehr schönen Traum dazu hatte. Sie war von Natur aus sehr zurückhaltend und zögernd, sich vor mir und aber auch vor sich selbst zu zeigen. Im Lauf von mehreren Akupunkturen geschah etwas. Bei der Akupunktur ist es ähnlich wie in der Psychotherapie: Man sieht die Leute oft, und wir haben Gesprächszeit zur Verfügung. Sie erinnern sich, etwa 10 Minuten reichen schon, um sich zu öffnen, und bei einer Akupunktur habe ich eine halbe Stunde mit den Patienten gemeinsam. Da geschehen Dinge.

Also eines Tages erzählte sie mir folgenden Traum: *Sie war in einem großen Kreis von Leuten mit Günther Jauch, dem Quizmaster. Neben ihm war ein freier Stuhl und er bat sie im Traum, sich dort hinzusetzen. Er wolle ihr ein paar Fragen stellen. Sie empfand es im Traum als sehr unangenehm, dass er ihr Fragen stellen wollte.*

Im Gespräch über den Traum fragte ich sie, was es denn für Fragen gewesen wären, worauf sie spontan antwortete, es wäre nicht um etwas Materielles, sondern um etwas Immaterielles gegangen. Für sie sei es um die Frage nach dem Sinn gegangen. Und das war genau das Thema: Wenn die Millionen-Preisfrage nach dem tieferen Sinn des Lebens gestellt wird – und sie ist wirklich das Preisgeld wert -, dann lohnt es sich auch, diese Million zu gewinnen. Die Frage nach dem Sinn war für sie eine anstehende, entscheidende Frage. So konnte sie sich einige Dinge anschauen und einiges in Frage stellen. Es war für sie in der darauf folgenden Zeit sehr fruchtbar und wichtig, einige Dinge in sich klären zu können.

Die Frage nach dem „Wer bin ich?" ist eine der zentralsten Fragen. Sie hat mit der Identität des Menschen zu tun: Womit identifiziere ich mich? Wenn ich großen Stress oder eine Auseinandersetzung mit jemandem habe und so richtig mitten drin stecke, dann identifiziere ich mich in solchen Momenten völlig mit der Situation. Alles, was ich bin und fühle, ist innerer Aufruhr. Ich bin auf eine Art mit diesem Gefühl identifiziert. Es füllt mich ganz und gar aus.

So geht es auch vielen schmerzkranken Patienten: Für sie füllt der Schmerz jede Dimension ihres Lebens völlig aus. Da bleibt wie nichts mehr übrig außer diesem Schmerz. Das führt zu Identifikation mit dem Schmerz; es gibt nichts mehr daneben. Das Leben wird zum Schmerz.

Auch bei anderen körperlichen Leiden stellt sich diese Frage drängend, und je schwerwiegender sie sind, desto mehr. Z.B. bei Menschen, die sich auf den Weg machen zu sterben, weil sie Krebs oder eine andere tödliche Krankheit haben. Dann stellt sich unausweichlich die Frage nach dem „Wer bin ich?" Und wenn ihre Antwort vielleicht nur heißt : Ich bin dieser dahinsterbende Körper, nicht mehr, nicht weniger, dann ist das für viele Menschen ein Punkt, an dem sie wirklich verzweifeln.

Aber es gibt in jedem Menschen ein inneres Wissen, das darüber hinausreicht: Wenn wir bei den Patienten tiefer nachfragen oder uns selbst die zentralen Fragen stellen: Bin ich nur dieser Körper, der da stirbt, bin ich nur der Krebs, der mich zerfrisst, gibt es nicht noch etwas darüber hinaus, was ich bin? Dann finden wir meist zu der Antwort: Natürlich bin ich nicht nur der Körper und nicht nur der Krebs. Natürlich gibt es da noch was anderes: z.B. meine Psyche, meinen Verstand und meine Seele. Fragen wir also weiter, was und wer ich bin. Bin ich also mein Verstand oder meine Psyche? Bin ich also die Angst vor meinem Tod und die verzweifelten und negativen Gedanken, die ich angesichts meiner fatalen Lage habe? Wenn wir da genau hinschauen, wird auch das schnell klar. Meine Gefühle und Gedanken wechseln von Augenblick zu Augenblick. Sie haben keinen Anfang und kein Ende. Sie sind wurzellos, kommen und gehen. Soll das also ich sein? Mein Ich muss weit darüber hinausreichen. Und das bedeutet, mich nicht mehr mit meinem Körper, meinem Leiden, meiner Psyche oder meinem Verstand zu identifizieren, sondern wahrnehmen zu können und zuzulassen, dass mein wirkliches Selbst aus einem anderen, unvergänglichen Stoff besteht. Das kann mir helfen in den verzweifelten Situationen von Krankheit, Leiden und Sterben. Über mich hinausgehen und dem in mir zu begegnen, das immer lebendig und heil ist.

In diesem Prozess können wir manchmal die Menschen auch in der Praxis oder Klinik begleiten. Indem wir dieser Frage einfach nur Raum geben.

Nicht Antworten geben; die Antworten müssen sie selbst finden. Es ist nie so, dass wir den Patienten sagen können, was für sie die Antwort ist. Ich weiß nicht, was für einen Patienten das Richtige ist, das ist wie mit der spirituellen Tradition. Ich kann nicht sagen: Du musst diesen Weg gehen. Besser ist es, eine Frage in den Raum zu stellen: Was denken Sie denn selbst, wie es für Sie sein könnte? So geht der Impuls wieder an den Patienten. So kann er oder sie zu einer eigenen Antwort finden.

Eine der hilfreichen Möglichkeiten, aus der Identität mit dem Leiden herauszutreten, kann das Heranführen an den gegenwärtigen Augenblick sein. An das Hier und Jetzt.

Angenommen wir sprechen mit jemandem, der gerade zu Hause großen Ärger hat, über seine Situation, und fragen ihn im Gespräch: Wie fühlst Du Dich gerade, hier, jetzt in diesem Sessel im Gespräch mit mir? Im Moment Ihrer Frage wird ihm bewusst, dass er die ganze Zeit <u>nur</u> in Gedanken bei seinem Ärger war und sich dadurch ärgerlich fühlte. Und es wird ihm klar, dass in dem Augenblick, wo sie ihn fragen, er gar keinen Anlass für Ärger, gar kein Problem hat. Er redet ja gerade mit Ihnen. Ganz real gäbe es jetzt keinen Grund zum Ärger, aber in seinen Gedanken gehen ihm ständig diese Geschichten und Situationen, über die er sich geärgert hat, durch den Kopf. In Wahrheit regt er sich also darüber auf, was in seinem Kopf ist, über eine Idee, über etwas, das zur Zeit gar nicht ist. Das ist nur im Kopf, rein mental. Fokussieren wir auf den Augenblick, bietet sich uns eine Chance, genau zu schauen und zu spüren, was jetzt ist, nicht was wir denken, was war oder was kommen wird.

Ein Beispiel: Eine Patientin hat immer wieder Panikattacken. Sie hat schon Therapie gemacht, Analyse, etc. Sie ist eine spirituelle Frau, die viel meditiert. Nun kam sie nach einem Jahr wieder mit Panikattacken. Sie wollte es wieder mit Therapie angehen, wieder die Vergangenheit aufarbeiten, noch einmal die Kindheitsgeschichte analysieren. Man kann das natürlich ein Leben lang machen. Analyse von der Kindheit bis zur Bahre.

Ich hatte aber deutlich das Gefühl: Nein, das ist jetzt nicht mehr der Weg. Dann bin ich mit ihr ins Gespräch gekommen: Sie erwähnte kleine Situationen, jemand kam zu ihr, sie sollte etwas machen, was sie nicht erwartet hatte. Mit Überraschungsmomenten kann sie nicht umgehen, es macht ihr angst, wenn jemand plötzlich etwas von ihr will. In der Situation selbst, die ihr Panik machte, konnte sie das unerwartete Ansinnen auch ablehnen und nein sagen. Eigentlich wäre das Thema damit vorbei gewesen, aber trotzdem hielt die Panik drei Tage lang an.

Wir haben uns gemeinsam die Frage gestellt: Im Moment der Panik konntest du sagen: „Ich mache das nicht!" Was führt eigentlich dazu, dass die Panik trotzdem anhält? Ich bat sie, sich selbst in der Situation anzuschauen und zu versuchen, ihre Gedanken dabei genau wahrzunehmen, zu prüfen, was sich da in ihr abspult.

Da gibt es nämlich so etwas wie ein ständig vor sich hinmurmelndes Radio in unseren Köpfen, was plötzlich in solchen Auslösesituationen wie Angst oder Panik, die in dem Moment wirklich real sind, anfängt, in alte Geschichten einzuhaken. In frühere

Situationen, wo ich Angst hatte. Die Gedanken haken sich ein in die Fragen von weshalb und warum. Wie alles gewesen ist, z.B. dass ich versage, dass ich nicht recht bin und dass nichts stimmt mit mir. Man kann sich ja wunderbar schlecht machen. All diese Botschaften laufen ständig im Hintergrund - negative Gedankenbotschaften.

Und genau das spielt sich ab bei diesen drei Tage dauernden Panikattacken. Sie werden unterhalten durch dieses ständige negative mentale Störfeuer. Wenn Sie das nicht bemerken, denken Sie, dass Sie das auch tatsächlich selbst sind, dass Ihr Verstand und Ihre Gedanken Sie selbst sind. Und die Gedanken sind aufgeladen mit Angst, wodurch wir sie auch tatsächlich spüren. Das ist das perfide daran. Wir identifizieren uns mit diesen negativen Gedanken, die in uns Angst auslösen und unterhalten.

So schlug ich ihr vor, in Zukunft bei solchen Panikattacken zu versuchen, sich selbst zuzuhören: Was sagen meine Gedanken? Höre ihren Botschaften zu. Reagiere nicht darauf, hör ihnen einfach nur zu! Sei Beobachter deiner Gedanken! Damit konnte sie heraustreten! In dem Moment, wo man Beobachter oder Zuhörer der eigenen Gedanken wird, identifiziert man sich nicht mehr mit diesen Gedanken, sondern tritt aus der Identifikation heraus. Allein durch das aufmerksame Lauschen auf den ständigen Gedankenfluss realisiert man, was da ohne eigenes Zutun so alles nebenbei abläuft.

Stück für Stück kann man durch diese Beobachterposition aus der Identität mit diesen Gedankenstrukturen herauskommen. Das ist eine wirksame Möglichkeit, ins Hier und Jetzt zu kommen. Und das kann jeder und jede. Ein altes Mittel. In den spirituellen Traditionen dient das Mantra dazu, uns auf die Gegenwart – genauer auf die Gegenwart des Göttlichen - zu fokussieren und verhindert, dass wir ständig neue Gedankenströme produzieren. So ist das Mantra ein Fahrzeug zur Ausrichtung auf das Göttliche in uns und macht uns still.

Auch die Meditation ist ein Fahrzeug und dient dazu, unsere Gedanken zu stillen. Auch sie führt uns in die Gegenwärtigkeit – die Gegenwärtigkeit der Leere und der Stille.

Wenn wir uns fokussieren, merken wir, was der Verstand uns alles für Merkwürdigkeiten vorgaukelt. Merkwürdigkeiten, von denen wir wissen, dass wir sie nicht willentlich selbst gedacht oder produziert haben, die einfach nur irgendwie in unseren Verstand kommen. Und es ist meist absoluter Nonsens, der da kommt. Obendrein viel negativer Nonsens.

Wenn wir das beobachten und im Fokus halten, dann sind wir ganz im Sein und absolut in der Gegenwart. Wer diese Erfahrung noch nicht gemacht hat, sollte das einmal ausprobieren. Es ist keine einfache, aber dafür eine umso fruchtbarere Übung. Es ist gar nicht so leicht, sich selbst zuzuhören, auf die eigenen Verstandesmuster zu achten. Aber wenn Sie das machen, werden Sie merken, dass Sie wirklich gegenwärtig sind. Diese Gegenwärtigkeit verhindert, dass Sie sich gedanklich immer mit der Vergangenheit auseinandersetzen, dass Sie ständig damit beschäftigt sind, was alles gewesen ist, wie etwas war und entstanden ist, was Mama und Papa getan oder nicht getan haben und wie es in der Kindheit war. In der Vergangenheit leben, hindert uns, gegenwärtig zu sein. Das ist die eine Seite.

Die anderer Seite unserer mangelnden Präsenz ist die unablässige Beschäftigung mit der Zukunft. Viele unserer Gedanken richten sich auf das, was noch kommen könnte, auf Dinge, um die wir uns Sorgen und Gedanken machen: Wie wird das oder jenes? Klappt auch alles? Habe ich genug Zeit? Reicht das Geld? Und was so alles noch dazugehört. Weder die Zukunft noch die Vergangenheit sind jetzt im Moment real. Weil wir ständig mit unseren Gedanken irgendwo in der Vergangenheit oder der Zukunft sind, übersehen wir sehr viel von dem, was im Augenblick ist. Viel unserer Präsenz geht verloren, wenn wir nicht gegenwärtig sind. Im-Moment-Sein hilft, die Dinge als das zu erkennen, was sie sind.

Schauen wir noch einmal auf das Beispiel der Patientin mit den Panikattacken, dann lässt sich erkennen, was Panik ist: Sie ist, was sie ist, nicht mehr und nicht weniger. Und sie ist im Moment der auslösenden Situation höchst real. Alles was danach kommt, ist nur noch Gedankenkonstrukt. Aber auch da ist es wichtig zu erkennen, was es ist.

Susan Segal schrieb zu diesem Thema: „*Die Anwesenheit von Gedanken und Gefühlen bedeutet lediglich, dass Gedanken und Gefühle vorhanden sind. Wir interpretieren unsere Erfahrungen und glauben, dass sie etwas (normalerweise Negatives) über uns aussagen. Diese Auslegung verursacht Leiden, wenn sie als die Wahrheit durchgeht. Wird sie aber als das, was sie ist, erkannt – eine Interpretation - , dann gibt es nicht das geringste Problem; sie ist ganz einfach ein weiterer Teil der unendlichen Weite.*"
Susan Segal sagt zum Namenlosen oder zum Spirituellen „*unendliche Weite*". Also Angst ist ein-

fach nur Angst, und sie ist damit auch Teil der unendlichen Weite, nicht mehr und nicht weniger.

Das bedeutet natürlich auch einen anderen Zugang zu unseren Gefühlen und Problemen, auch was das Kranksein angeht; es verändert auch unsere Position, wenn wir als Ärzte und Ärztinnen oder Therapeutinnen und Therapeuten Menschen begleiten, denn wir können leichter die Bedingtheiten des Lebens relativieren.

Das Leiden kommt aus der Bedingtheit. Wir fühlen uns abhängig vom Körper, vom Verstand, von der Psyche. Wenn wir die Angst nehmen als das, was sie ist, oder wenn wir den Krebs nehmen als das, was er ist, dann ist es leichter zu akzeptieren und wir können es so auf eine andere Ebene heben. Wir müssen nicht unter all diesen Interpretationen unseres Verstandes leiden.

Eine meiner Patientinnen mit rezidivierendem Brustkrebs und Lungenmetastasen leuchtet manchmal regelrecht, wenn sie in diesem inneren Zustand ist. Sie meditiert auch. Sie ist erfüllt, wenn sie innen spüren kann, dass nicht der Krebs ihr Leben ist. Aber dann gibt es immer wieder Phasen und Attacken, wo es sie absolut mörderisch packt. In denen sie so mit ihrer Krankheit identifiziert ist, dass sie vergisst zu leben, obwohl es ihr im Augenblick ja eigentlich gut geht. Sie hat jetzt im Augenblick keine Beschwerden oder Einschränkungen. In einer Weise ist es wirklich perfide, dass wir uns durch unsere Phantasien und Interpretation dessen, was wir für die Zukunft befürchten, wie unser Ende sein könnte, oder durch unsere Ängste vor möglichen Schmerzen etc., genau mit dem identifizieren, wovor wir in der Zukunft Angst haben. Natürlich ist das menschlich und es würde den meisten von uns wahrscheinlich in solchen Situationen mehr oder weniger auch so gehen. Aber wir können nur immer wieder versuchen, den Weg zurück zu dieser anderen Ebene zu finden, zu unseren eigenen Mitte, zum gegenwärtigen Augenblick, der vielleicht noch eine Weile unbeschwert und frei von Einschränkungen und Schmerzen ist.

Wir werden an diesem Wochenende auch miteinander meditieren und beten. Das Gebet ist hilfreich und kann gerade in unserer ärztlichen Arbeit eine wesentliche Rolle spielen. Ich möchte gerne noch etwas mehr dazu sagen. Inzwischen hat auch die Wissenschaft das Gebet entdeckt, es gibt sogar schon einige Studien, die nachgewiesen haben, welche Kraft ein Gebet hat. Etwas, was wir eigentlich seit Menschengedenken schon längst wissen. Aber das ist wie bei Studien, die z.B. beweisen, dass Muttermilch besser ist als synthetische Säuglingsnahrung.

Es gibt inzwischen mehrere randomisierte Doppelblindstudien: Gebetet wurde an verschiedenen Orten der Welt in Meditations – oder Gebetsgruppen verschiedenster Traditionen. Es war nur erforderlich, dass einige Leute zusammensitzen und miteinander gemeinsam beteten. Sie beteten für Menschen, Kranke in bestimmten Krankenhäusern, die sie nicht kannten. Sie wussten nur die Vornamen. In dieser Studie handelte es sich um Patienten mit koronarer Herzkrankheit. Die Patienten selber wussten nicht, dass für sie gebetet wurde (Doppelblindstudie). Das Ergebnis der Studie war, dass die Versuchsgruppe, für die gebetet wurde, signifikant weniger Infarktraten und signifikant weniger Schmerzattacken hatte als die Vergleichsgruppe.

In der Zwischenzeit gibt es eine Reihe weiterer Studien, in denen die Wirkung des Gebetes z.B. bei Infektionskrankheiten geprüft wurde, wodurch bewiesen werden konnte, dass bei den Patienten, für die gebetet wurde, die Verweildauer im Krankenhaus und die Höhe des Fiebers signifikant verbessert werden konnten.

Diese Studien wurden in renommierten Zeitschriften wie dem British Journal of Medicine veröffentlicht. Es gibt auch sehr positive Studien über die Wirkung des Mantra und des Rosenkranzbetens auf Herzrhythmusstörungen.

Das Gebet kann in der äußeren Form sehr unterschiedlich sein. Die mittelalterliche christliche Mystikerin *Theresa von Avila* hat in ihrem Buch „Die innere Burg" über die Stufen des Gebets geschrieben. Das Gebet verbindet uns mit dem Namenlosen. Im Gebet stehen wir mit dem Einen, dem transpersonalen Göttlichen, in Verbindung. Und da das Göttliche alles durchdringt, schwingt das Gebet auch im raumlosen Ort und der zeitlosen Ewigkeit des Einen, und durchdringt so alles in der irdischen Dimension von Raum und Zeit. Das Gebet macht nicht nur etwas mit denen, für die wir beten, sondern es macht auch etwas mit uns selbst. Das Gebet pflanzt etwas in unser Herz. Denn es verbindet auch uns, die wir beten, mit dem Namenlosen, mit der unendlichen Weite.

Wir beten für Menschen, die in Not oder die krank sind. Wir haben immer die Möglichkeit, für jemanden zu beten. Auch wenn die Patienten nichts davon wissen und selbst keinen Zugang zum Religiösen oder Spirituellen haben. Das spielt keine Rolle. Trotzdem macht es Sinn, für sie beten. Wer betet, macht immer wieder die Erfahrung, dass bei den Patienten tatsächlich etwas geschieht. Immer und immer wieder.

Das Gebet, in das ich Sie hier einführen möchte, ist sehr einfach. Man braucht nur die Namen – es reichen die Vornamen - dieser Menschen tief in der Liebe des Herzens auszusprechen und sie so für einen Moment dort zu halten. Allein praktiziert man das in der Stille. Beten wir gemeinsam in der Gruppe – das gemeinsame Gebet ist sehr stark -, dann nennen wir die Namen laut. Sind alle Namen genannt, dann bitten wir das Göttliche, das Namenlose oder die unendliche Weite – je nach dem, was uns entspricht-, um Hilfe für diese Menschen, schicken unsere Bitte wie einen Pfeil hinaus in die Unendlichkeit und sagen innerlich: Dein Wille geschehe.

Neben dem Gebet werden wir hier auch zusammen in der Meditation sitzen. Sie ist in erster Linie eine Praxis für uns selbst, aber manchmal können wir auch Patienten, wenn sie danach fragen, in die meditative Übungspraxis einweisen. Das Bedürfnis nach Meditation muss aus dem Menschen selbst kommen, man darf sie nie ungefragt überstülpen.

Meditation ist nicht gleich Spiritualität. Meditation ist ein Werkzeug. Es wäre ein Missverständnis zu glauben, wenn wir meditieren, sind wir dadurch spirituell. Das Einzige, was durch die Meditation geschieht, ist, dass wir den Verstand ein wenig zur Ruhe bringen. Wenn ich *Susan Segal* noch einmal zitiere: *„Der Verstand ist still.*" Nicht mehr und nicht weniger. Das ist, was im Augenblick ist.

Meistens ist es ein langer Weg, bis der Verstand endlich still wird. Aber auch wenn sie eine langjährige Meditationspraxis haben, kommen immer wieder Gedanken. Es gibt nichts, wo man ankommen könnte, es ist nur die beständige Gegenwärtigkeitsübung der Stille. Aber immer wieder gibt es die Momente, in denen wir frei von Gedanken in die Stille eintauchen, wo es wirklich still ist. Die Stille ist die Nahtstelle, an der wir den Saum des Göttlichen berühren. Dessen, was nicht benannt werden kann. Das Göttliche ist still. Die Traditionen sagen: „Die Wahrheit liegt in der Stille". Mit Wahrheit ist die „Absolute Wahrheit" gemeint, dieser namenlose Urgrund.

Weitere Übungen sind das Mantra wie auch die Achtsamkeitsübungen. Ein Mantra, die Wiederholung eines Namens Gottes, dient dazu, uns in der Gegenwart zu halten - in der Gegenwart des Göttlichen. Die Wiederholung eines Namens Gottes bedeutet die Verbindung zum Göttlichen in einer ganz direkten Weise herzustellen. Meistens gibt der spirituelle Lehrer oder die Lehrerin ein Mantra. Es gibt ganz verschiedene Mantras wie z.B. das berühmte buddhistische Mantra *Om mani padme hum*. Aber es kann auch ein Mantra sein, das eine der göttlichen Eigenschaften spiegelt wie Gott, der Barmherzige, oder wie Christus, der Erlöser. Ein Mantra kann auch als spirituelle Affirmation dienen. Es wirkt durch die ständige Wiederholung, da es ununterbrochen innerlich gesagt wird. Es heißt: Am Anfang machen wir das Mantra, nach einer bestimmten Zeit macht das Mantra uns.[2] Das Mantra hält uns im Fokus, es gibt

---

[2] Bhai Sahib in Irina Tweedie: Der Weg durchs Feuer, S. 964

die innere Ausrichtung. Wir richten uns auf das Göttliche in uns selbst aus. Im Christentum ist eine Form des Mantras der Rosenkranz.

Meditation, Mantras und Achtsamkeit helfen uns, ein freieres Verhältnis zur eigenen Lebenssituation zu bekommen. Sie fokussieren uns auf das in uns selbst, was über uns hinausgeht. Wir sind nicht mehr so gebunden und abhängig von den unzähligen Bedingtheiten, von den vielen Problemen, mit denen wir uns gewöhnlich herumschlagen, weil da etwas anderes existiert, was uns hält. Was uns innen hält, etwas das wir durch Meditation und Mantra in uns erfahren und das so in unser Bewusstsein kommt.

Spiritualität in der ärztlichen Arbeit ist eine große Frage und das Thema, das uns hier zusammenführt. Einige dieser Fragen sind: Wie kann und darf sich Spiritualität in der ärztlichen Arbeit überhaupt zeigen? Wie gehe ich mit spirituellen Themen in der Praxis um? Geht mich Spiritualität nur privat etwas an, nur im stillen Kämmerlein auf meiner Meditationsbank, oder nur wenn ich in meiner Meditationsgruppe bin? Wie darf und kann sich Spiritualität in meiner Arbeit mit Patienten ausdrücken? Diese Fragen stellen sich immer wieder und jeder und jede kann sie nur für sich selbst beantworten. In meinen Augen ist Spiritualität nicht trennbar von meiner ärztlichen Arbeit, denn wenn ich eine innere Ausrichtung habe, dann wirkt sie sich auch in allen Lebensbereichen, also auch in der Arbeit, aus.

Ein Zitat von *C.G. Jung* mag diese Dimension ein wenig mehr beleuchten und uns auch Mut in dieser Frage machen: *„Unter all meinen Patienten jenseits der Lebensmitte, das heißt jenseits der 35, ist* *nicht ein einziger, dessen endgültiges Problem nicht das der religiösen Einstellung wäre. Ja, jeder krankt in letzter Linie daran, dass er das verloren hat, was lebendige Religionen ihren Gläubigen zu allen Zeiten gegeben haben, und keiner ist wirklich geheilt, der seine religiöse Einstellung nicht wieder erreicht, was mit Konfession oder Zugehörigkeit zu einer Kirche natürlich nichts zu tun hat.*"[3]

Dieses Zitat zeigt eine Facette der Bedeutung spiritueller Ausrichtung in der ärztlichen Arbeit deutlich auf. Es muss und darf nicht plakativ sein und braucht eine angemessene Form, in der sich unsere spirituelle Ausrichtung ausdrücken kann. Ein wesentlicher Schritt für das Hineinnehmen von der Spiritualität in die Arbeit ist, dass wir dem Thema überhaupt einen Raum geben. Und das beginnt, indem wir einen Schritt von uns selbst zurückgehen, wenn wir der Leere und der Stille der göttlichen Gegenwart einen Raum geben, aus dem heraus wir unsere Arbeit mit den Menschen gestalten. Dazu gehört u.a., durch innere Arbeit Distanz zu den eigenen Konzepten, Ideen und Vorstellungen zu gewinnen. Wir können dann einen anderen Zugang zu Krankheit und Leiden finden, durch den wir den Menschen nicht mehr aus unseren vorgefertigten Konzepten heraus begegnen, sondern mehr aus dem inneren leeren Raum. D.h., dass das Wesenhafte des Menschen in diesem leeren Raum sichtbar werden kann.

Viel von dem, was wir meinen, dass für andere wichtig ist, geht durch den Filter unserer persönlichen Erfahrungen, Konzepte und Einstellungen. Alles, was wir gelernt haben, was wir für richtig halten,

---

[3] Jung, C.G.: Zur Psychologie westlicher und östlicher Religion. Bd. II Olten (1971) 116

spiegelt nur unsere persönliche Einstellung und Konditionierung. Aber immer nur durch diese Brille der
Voreinstellungen zu schauen und den Menschen
durch die eigene Konzeption wahrzunehmen, reduziert ihn auf diese Konzeption. Wir sehen nicht mehr
den Menschen, der da steht, wir sehen nur noch unser
eigenes Konstrukt. Und das ist sehr limitierend und
alles andere als heilsam. Heilung kann nur dort ansetzen, wo wir jemanden unverstellt in seinem ganzen Wesen schauen können.

Einer der Wege, Konzeptionen zu relativieren
und abzubauen, ist zu meditieren, einen spirituellen
Weg zu gehen – man kann auch sagen: Ganz einfach
Mensch zu sein, so sein. Wobei ich an dieser Stelle
hinzufügen möchte, dass man keinen spirituellen
Weg gehen kann, um etwas zu erreichen! Ein spiritueller Weg ist eigentlich genau das Gegenteil: Er bedeutet, nichts zu werden. Auf dem spirituellen Weg
lernen wir, all das, was wir über uns als Persona und
als Konzeption über das Leben aufgebaut haben, aus
einer gewissen Distanz sehen zu können, zu erkennen, dass das alles nicht Ich bin. Sondern, dass mein
wirkliches Ich ein anderes ist.
Eine spirituelle Ausrichtung der Arbeit bedeutet,
leerer Raum zu sein, der in sich selbst Respekt vor
den Menschen und Liebe zu ihnen ist. Schon allein
durch die Erfahrung, dass der andere in der Essenz
nicht anders ist als ich. Auch der andere ist nicht weiter als ich. Der andere ist nicht spiritueller oder un-
spiritueller als ich. Diese Fragen gibt es dann gar
nicht mehr. Denn auf der umfassendsten Ebene der
Einheit ist es völlig ohne Bedeutung, ob wir spirituell
sind oder nicht. Auch Spiritualität ist ein Konzept.

Wenn wir selbst einen spirituellen Weg gehen und Spiritualität für uns von Bedeutung ist, dann kann das mit unseren Patienten in Schwingung und Resonanz treten. Wenn nämlich bei einem Patienten oder einer Patientin das Thema Spiritualität in Erscheinung tritt, wenn eine solche Fragestellung sichtbar wird, dann gibt es wie eine Art Resonanz, weil diese Ebene auch in uns lebendig und v.a. auch bewusst ist. Sie ist in uns schon realisiert und wir können dann natürlich Patienten viel leichter auf dieser Ebene wahrnehmen. Wir können z.B. Erfahrungen, die sie uns berichten, in ihrer Tiefe verstehen. Wir müssen nicht befürchten, wenn jemand eine spirituelle oder mystische Erfahrung oder entsprechende Träume hat: Oh, Vorsicht, das ist wohl eine Psychose! Vielleicht eine Schizophrenie! Natürlich kann es das auch geben: Aber Patienten haben öfter, als man gewöhnlich denkt, Erfahrungen, die überhaupt nichts mit einem psychotischen Bild zu tun haben, die einfach „nur" spirituelle Erfahrungen sind.

Spiritualität umfasst alles und nichts, und die spirituelle Ausrichtung führt uns in die Ganzheit und in die Nichtheit. Wir beginnen alles, auch die Menschen, unsere Patienten, im Licht dieser Ganzheit zu sehen und zugleich im leeren Raum des Nicht-Seins. Und Ganzheit meint alle Ebenen des Seins: die Seele wie auch den Leib, die Psyche und die Energetik. Erst in diesem umfassenden Sinne können Heilsein oder Heilung geschehen. *Willigis Jäger* sagte einmal: *„Heil sein bedeutet, den Sinn des Lebens zu begreifen und deuten zu können."*[4] Das ist etwas anderes und

---

[4] Jäger, W.: Die Welle ist das Meer, Herder-Spektrum, 2000

sehr viel umfassender als unsere gewöhnliche Vorstellung von Heilsein im Sinne von Gesund-Werden oder Abwesenheit von Krankheit. Aber da ist auch die WHO schon weiter.

Ein Mensch, der heil ist, kann durchaus weiterhin Krankheitssymptome haben - Rheuma, Krebs oder Neurosen - und trotzdem ist er auf einer tieferen Ebene heil geworden. Das geschieht dann, wenn jemand einen anderen Zugang zu sich und zu seiner Krankheit gewinnen kann, er sie z.B. nicht mehr als Mittelpunkt seines Lebens verstehen und so ganz in der Identität mit der Erkrankung leben muss, sondern er sie als das, was sie ist, zu sehen beginnt.

Auch das ist ein wesentlicher Schritt zum Heil-Werden: Frieden schließen mit dem, was ist. Da schält sich etwas heraus, das die Menschen trägt, und das ist Stille und Frieden. Ein innerer Frieden. Tiefe Stille. Das ist nicht langweilig. Das kann durchaus sehr lebendig sein. Spiritualität hat nichts mit Heiligkeit oder Langeweile zu tun. Sie ist absolute Fülle des Lebens. Aber diese Fülle ist noch fülliger, noch lebendiger, als man es sonst kennt im Leben, denn sie ist nicht mehr abhängig von äußeren Dingen und der Erfüllung von Wünschen. Das Leben ist dann nicht mehr abhängig vom Leiden, dass ich durchmache, oder von bestimmten Voraussetzung wie Partnerschaft oder genügend Geld, sondern das Leben *ist* einfach und aus sich selbst heraus in Fülle. Das ist Heilsein – ganz umfassend.

Ein weiteres Thema ist die Ethik. Sie stellt sich unter dem Gesichtspunkt von Spiritualität aber grundsätzlich anderes dar als in den vielen Ethikdiskussionen, die im Augenblick geführt werden. Solche

Diskussionen sind wichtig, aber was wir gemeinhin unter Ethik verstehen, wird von sehr eigenen Gesetzmäßigkeiten bestimmt, nämlich von äußeren Konzepten und Wertvorstellungen von richtig und falsch im Sinne von Moral. Dem gegenüber gibt es eine innere Ethik, die aus der Spiritualität kommt, die wie ein Naturgesetz aus reiner Liebe fließt. Ethik, die wie ein Naturgesetz immer ist und war. Ein anderes Wort für diese Ethik ist Liebe. Liebe - nicht im romantischen, sondern im spirituellen Sinn -, die mir sagt, dass es nichts auf der Welt gibt, das nicht mit mir verbunden ist.

Wir alle sind miteinander in der Liebe verbunden. Nicht auf der äußeren, sondern auf der inneren Ebene. Jede Handlung kann eigentlich nur aus dieser Liebe heraus und so aus einer tiefen inneren Ethik geschehen. Warum sollte ich jemand anderem schaden, wenn ich in Essenz der andere selbst bin? Aus unserem spirituellen Verstehen gewinnen wir einen Zugang zur Ethik.

Liebe kreiert ein heilendes Feld. Wenn wir in einer inneren Haltung von Liebe mit unseren Patienten sind, kann sich etwas auf einer tiefen, umfassenden Ebene verändern. Auf einer sehr tiefen Ebene. Wir können oft aus den Menschen etwas herauslieben, was ihnen selbst gar nicht möglich schien. Wirklich das Beste aus einem Menschen herauslieben. Das hat große Kraft: Heilkraft. Es bedeutet, den Fokus darauf zu legen, was wirklich im Menschen ganz und heil ist. Diesen heilen Kern hat jeder, so krank er oder sie auch sein mag. Er existiert.

Manchmal ist es wie in einer archäologischen Grabung notwendig mitzuhelfen, die Schlacken, die auf diesem Kern liegen, abzutragen und unsere Energie nicht an ihnen zu verschwenden. Unser Beitrag liegt darin, unseren Fokus auf den inneren, heilen Kern auszurichten. Dieser Fokus bedeutet, liebevoll auf die Menschen zu schauen, liebevoll auf diesen inneren Heiler, auf diesen inneren Heilkern. Das ist, was heilt. Es ist nichts, was wir selbst in der Hand hätten, sondern es geht mehr um das, was durch uns hindurch heilt. Es ist das Namenlose, das heilt.

Zum Abschluss möchte ich den Brief einer Patientin, die bei mir wegen rezidivierender multipler Abszesse in Behandlung war, vorlesen, bei der *es* - nicht ich - geheilt hat.

Sie schreibt: „*Jetzt ist schon eine ganze Zeit vergangen, seit ich das letzte Mal bei dir war. Ich fühle mich wieder gesund und möchte gerne meine Freude darüber mit dir teilen.*

Ich hatte noch einen letzten Abszess am Schienbein. Das war wie nichts und ich fühle mich seither um so viel stärker. Erinnerst du dich an unsere vorletzte Stunde, in der ich so verzweifelt war? Ich hatte das Gefühl, ganz von der Krankheit besetzt zu sein, fühlte mich ohnmächtig und starr. Am liebsten hätte ich alle Verantwortung für mich abgegeben und mich in die Hände eines großen Übervaters begeben, der alles richten sollte. Ich war nicht sicher, wie weit ich einfach loslassen durfte, ohne das, was da krankmachend war, zu verdrängen. Du hast mir damals sehr geholfen, mein Verwirrtsein zu ordnen. Hast mich ermutigt, mich auf das zu besinnen, was ich sonst noch bin. Und die Krankheit nur als das zu nehmen, was sie ist. Daran musste ich immer wieder denken. Ich möchte dir dafür danken, dass du mich in meiner Not so ernst genommen hast, dass du so zugewandt, sorgsam und redlich zu mir warst. Ich habe durch unsere Begegnung einen neuen Zugang bekommen, was mir in meinem Leben Halt und Zuversicht gibt und ich sehe meine nächsten kleinen Schritte ein wenig deutlicher vor mir. Ich gehe noch unsicher, aber ich spüre die Sehnsucht wieder mehr, die mir die Richtung weist. Und natürlich fühle ich mich noch nicht davor bewahrt, wieder krank zu werden, aber ich habe einmal erfahren, dass ich weiter gehen kann.“

Diese junge Frau war damals wegen der ständigen Abszesse absolut verzweifelt. Sie war in einer Situation, in der medizinisch, auch mit alternativer Medizin, nicht wirklich Fortschritte zu verzeichnen waren. In der gemeinsamen Arbeit gelang es ihr dann, einen Schritt von ihrer Krankheit wegzugehen und von dem inneren Bild „Ich habe eine Krankheit und muss sie weghaben“ Abstand zu gewinnen. Sie konnte sich nun der Frage stellen, wer sie denn eigentlich jenseits ihrer Krankheit sei. Sie war so mit ihrer Krankheit beschäftigt, alles drehte sich nur noch darum, dass sie ganz vergessen hatte, wer sie ist. Ihr ganzes übriges Leben, ihre Familie, ihre kleinen Kinder, nichts spielte mehr eine Rolle, weil die Krankheit alles andere überschattete. Sie hatte sich ganz und gar mit ihr identifiziert. Sie fühlte sich in der Sackgasse, aber diese Ausweglosigkeit war auch gleichzeitig der Moment, in dem sich etwas grundlegend wenden konnte. Sie kam nur noch einmal in die Behandlung und wir konnten dann aufhören. Ein Jahr später kam dieser Brief.

Wenn wir so etwas sehen, dann werfen wir einen Blick auf das Wirken des Namenlosen. Unserer einziger Beitrag dazu ist, etwas in Richtung Heilsein oder Heil-Werden geschehen zu lassen. Das bedeutet nicht, dass diese junge Frau keine Abszesse mehr bekommen muss. Es bedeutet, dass sie den Zugang zu sich selbst wiedergefunden hat. Nicht einen, den ich ihr hätte geben können, sondern einen, den sie schon immer besaß.

Wir können nichts wirklich neu schaffen. Jeder Mensch hat schon immer diesen Zugang. Manchmal ist er nur überlagert oder verschüttet und dann kann es gelingen, ihn wieder zu öffnen, wenn der Patient oder die Patientin sich dafür aufmachen will. Manchmal spielen wir als Ärztinnen und Ärzte eine kleine Rolle dabei, indem wir uns selbst dem Einen öffnen im Wissen: Nicht ich heile, sondern *es* heilt.

Literatur

Aurobindo, Sri: Wenn die Seele singt, Kreuz Vlg., 2001

von Avila, Teresa: Die innere Burg, Diogenes Vlg.

Jaffé, A. (Hrsg.): Erinnerungen, Träume, Gedanken von
      C.G.Jung, Walter Vlg., 1986

Jäger, W.: Die Welle ist das Meer, Mystische Spiritualität,
      Herder-Spektrum, 2000

Kaiser, A.: Der Weg hat keinen Namen – Leben und Vision
      einer Sufi-Lehrerin, Hrsg. Anna Platsch, Theseus-Vlg.,
      Berlin, 2002

Kornfield, J.: Das Tor des Erwachens, Kösel Vlg., 2000

Platsch, K.-D.: Psychosomatik in der Chinesischen Medizin –
      wenn Geist Essenz durchdringt, Urban&Fischer,
      München, 2000

Segal, S.: Kollision mit der Unendlichkeit, Rowohlt Taschen
      buch, 2000

Tolle, E.: Jetzt! Die Kraft der Gegenwart, Kamphausen Vlg.,
      2000

Tweedie, I.: Der Weg durchs Feuer, Ansata-Vlg., 1988

Schmid, G.: Die Mystik der Weltreligionen, Eine Einführung,
      Kreuz Vlg., 1990

Der Arzneien Größte aber ist
die Liebe.

Paracelsius

Die spirituellen Wurzeln der abendländischen Medizin

Annie Berner-Hürbin

Die alte Medizin hatte ihre Wirkweise nicht wie die moderne Schulmedizin im somatisch-organischen Welt- und Menschenbild. Hippokratische Heilzugänge und Theoreme, wie *die Säfte- und Temperamentenlehre*, die alte Diagnostik über die *Facies hippocratica, Atemtherapie, Trancebehandlung, Heilschlaf* und schliesslich der *Hippokratische Eid* als Initiationsritual lassen sich in unserem naturwissenschaftlichen Erklärungsmodell nicht befriedigend einordnen. Seit einigen Jahren studiere ich – Psychologin und Philologin - die Schriften der griechischen Medizin um *Hippokrates*, der als Vater der abendländischen Medizin bezeichnet wird. Wollen wir nun diese alte, vorwiegend nicht-somatische Heilkunst verstehen, müssen wir zunächst unser heutiges Welt- und Menschenbild reflektieren, um uns dann an das der alten Medizin zugrundeliegende Welt- und Menschenbild heranzuwagen.

Das materialistische Welt- und Menschenbild

Wir leben vorwiegend in einer materieorientierten und individualistischen Welt, die wissenschaftlich gut erforscht ist. Auch die Medizin beschäftigt sich vorwiegend mit der sichtbaren Dimension des Menschen, mit seinen Organen, die kontrollierbar und beeinflussbar sind. (Natur)wissenschaftlich ist, was messbar und wiederholbar ist. Seit der Aufklärung hat sich unsere Kultur immer deutlicher auf diese Ebene hin bewegt. *René Descartes* sprach zwar noch vom Menschen als einem Denkenden einerseits und andererseits von einer Maschine, die man genau erfassen könne. In der Folge wurden der menschliche Körper, die Natur und das Weltall erforscht, gemessen und erobert und *Descartes'* "Denkendes" wurde gleichsam für die "Maschine" instrumentalisiert. Im Zusammenhang mit den Naturwissenschaften und der Technik konnte die Medizin seit dem letzten Jahrhundert auf der somatischen Ebene sehr effizient werden und weit in die Bausteine des menschlichen Körpers vordringen, wie dies z.B. in der Antike nicht möglich war. Immer mehr Spezialwissen kann zur Behandlung immer kleinerer Bereiche im Menschen eingesetzt werden.

Alle Wissenschaften haben nach dem naturwissenschaftlichen Leitbild neue Erkenntnisse gewonnen und einen noch nie dagewesenen Wissensstand hervorgebracht. Sogar die Kommunikationsforschung beschäftigt sich mit dem Menschen in Analogie zu Maschinen, als Regelkreissystem mit Feedbackschlaufen. Auch die Psychologie richtet sich nach dem naturwissenschaftlichen Menschenbild.

Der Psychiater *Stanislav Grof* fasst den westlichen Standpunkt im Rahmen transkultureller Medizin folgendermaßen zusammen (1995):

„Die traditionelle Psychologie und Psychiatrie sind von materialistischer Philosophie geprägt und anerkennen letztlich keine Form von Spiritualität. In den westlichen Wissenschaften bildet die materielle Perspektive die einzige Realität und jede Form von Seelisch-Geistigem wird als Entwicklungsrückstand, primitiver Aberglaube, magisches Denken oder infantile Regression angesehen."

Bei diesem Forschen und Entdecken der Materie passierte nun Folgendes: Gerade diejenigen Forscher, die immer weiter in die Materie vordrangen, in die umfassenden Zusammenhänge der Astrophysik oder auch in die kleinsten Dimensionen der subatomaren Physik, erkannten, dass unter gewissen Bedingungen die Gesetze der Materie und der *Newton*'schen Physik nicht mehr stimmten. Sie fanden heraus, dass Materie relativ, d.h. unter gegebenen Umständen in Energie und Geschwindigkeit überführbar ist (*Einstein*'s Formel: $E = mc^2$). Die Relativitätstheorie fügt Raum und Zeit zur vierdimensionalen Raumzeit zusammen, was insbesondere in der Physik eine neue Sicht der Welt hervorbrachte. Licht z.B. kann als Teilchen oder aber als Welle erfasst werden. In den Naturwissenschaften folgte dann die fundamentale Unterscheidung zweier Betrachtungsweisen eines Phänomens nach der Korpuskeltheorie vs Feldtheorie.

Weiter stießen diese Forscher an die Grenzen des Beobachtbaren und Objektiven mit der Erkenntnis, dass der Forscher und Beobachter ein Teil der Welt ist, die er beobachtet, ja, dass die Beobachtung das beobachtete Phänomen mitbestimmt (vgl. Haloeffekt, Konstruktivismus). Damit kommen wir an die Grenzen des herkömmlichen Begriffs von Wissenschaftlichkeit und Objektivität.

Der Physiker und Einsteinschüler *Bohm* meint, was für die Welt der Dinge gelte, müsste letztlich auch für die Welt des Menschen gelten: Auch er *habe nicht nur Anteil an der körperhaften, materiellen Dimension* (Korpuskeltheorie), *sondern auch an der energetischen Dimension.* Dies heißt, dass wir auch für den Humanbereich eine Feldtheorie, bzw. eine Theorie der energetischen Dimension des Menschen brauchen. Erst auf dem Hintergrund geeigneter Modelle ließen sich die menschlichen Energiepotentiale entwickeln. Denn *Bohm* postuliert, dass diese Energien verschiedene Grade von Feinheit, von Subtilität haben. *Subtilere Manifestationen der Energie hätten die Kraft, weniger subtile zu transformieren.* Daraus ergibt sich ein Entwicklungsmodell und ein Energieweg, wie ihn die alten Hochkulturen kannten. Wir müssen annehmen, dass wir die subtileren Energiewelten in der westlichen Kultur nicht mehr kennen, sie allmählich verschüttet haben. Denn nicht nur asiatische Bewusstseinstraditionen, sondern auch unsere alte europäische Philosophie, die hippokratische Heilkunst, aber auch die Bibel enthalten verschlüsselt ein hochdifferenziertes Wissen um das Energiefeld des Menschen. Die alte Heilkunde heilte den Körper noch wesentlich über das Energiefeld, über die Seele; und die hippokratische Heilkunst wurde wissenschaftlich, indem sie die Seelen- und Energiemodelle der Philosophie übernahm.

Das energetische Welt- und Menschenbild

Das energetische Welt- und Menschenbild und eine darauf beruhende Heilkunde finden wir in den alten Hochkulturen, von China, Indien, Sumer, Babylon, Ägypten, Israel bis Griechenland. All diese Kulturen kannten als Haupttheorem eine „Säftelehre", die Energielehre, mit der wir uns unten beschäftigen werden. Generell lassen sich in den Modellen der alten Kulturen hohe Konkordanzen feststellen, so dass der transkulturelle Vergleich für mich ein hoch signifikantes wissenschaftliches Instrument im energetischen Bereich wurde.

Ein wichtiges Gesetz sowohl in der Philosophie wie auch in der hippokratischen Heilkunst heißt: alles fließt, alles ist Energie (gr. *panta rhei)*. Entsprechend erfuhren sich die damaligen Menschen wohl viel weniger als Individuen, als eine aus Organen bestehende, abgegrenzte Einheit, die immer gleich schön, jung und leistungsfähig sein sollte. Sie empfanden sich eher als fließend, sich bei jedem Ein- und Ausatmen ausdehnend und zusammenziehend; dies war die ursprüngliche Bedeutung von *gr. diastole/systole)*. Es ließe sich gleichsam von einem Fließsystem sprechen, das mit anderen Fließsystemen höherer und niederer Ordnung permanent im Austausch war. Oder aber als Mikrokosmos im Makrokosmos war der Mensch Abbild des Ganzen, des Holons. Die fließende Struktur im Menschen, gr. *psyché*, war höchst sensibel für alle Bereiche, mit denen sie kommunizierte: Sie war in Resonanz oder *sympathia* insbesondere mit Mitmenschen, Orten, mit der Natur, mit den Gestirnen, mit dem eigenen Lebensalter, um nur einige Koordinaten der alten hippokratischen Medizin zu nennen. Wollte der Mensch gesund bleiben - damals hieß dies "im energetischen Gleichgewicht sein" -, musste er alle diese Einflüsse ständig ausbalancieren: durch yogaartige „Gymnastik", durch Gedanken- und Gefühlskontrolle, durch Musik, durch Essens-, Wach- und Schlaf- und auch Sexualverhalten, ferner durch Rituale. Die gute Mischung und das gesunde Maß bestimmten die Heilkunde (gr. *eukrasia*: Krasenlehre = Energiemischungslehre). Das Wissen um die verschiedenen

Ebenen von Umwelteinflüssen und die Ausrichtung nach umfassender Homöostase macht die Hauptdisziplin der hippokratischen Heilkunde, genannt Diätetik (gr. *diaite*) aus. Sie war eine subtile Um- und Mitweltwissenschaft.

Das Gegenteil vom Gleichgewicht, ein sich anbahnender Ungleichgewichtszustand, wurde mit gr. *noseo* bezeichnet. Dies entwickelte sich allmählich zum „Kranksein" (vgl. Nosologie = Krankheitslehre!). Gerade am Beispiel von gr. *noseo* bis zur Nosologie kann der Weg vieler Wörter der hippokratischen ehemaligen Gesundheitslehre (vgl. Salutogenese) zur späteren Krankheitslehre der Medizin verfolgt werden. Die meisten medizinischen Begriffe, die wir von den Griechen übernommen haben, wurden im Laufe der Zeit pathologisiert und orientieren sich am kranken Zustand (vgl. Melancholie unten). Damit werden die ursprünglichen Bezüge gemäß unserem Menschenbild verfälscht. Die hippokratische Medizin als energetisch fundierte Heilkunde war in den Heilkräften als Ressourcen begründet und damit wesentlich gesundheitsorientiert.

In der Heilkunde der alten Hochkulturen generell war das Wissen um die Körperebene rudimentär und die Lebenserwartung entsprechend tiefer. Herz-Kreislauf-System, Atemphysiologie oder auch Infektionsübertragung waren in der hippokratischen Medizin noch nicht bekannt! Dagegen bestand ein umfassendes, jedoch kodiertes Wissen um das menschliche Energiefeld und die Energiegesetze des Heilens. Die einzigen wissenschaftlichen Modelle der Hippokratiker waren energetische und mit diesen bildeten sie auch somatische Gegebenheiten ab, was heute falsifiziert werden muss:

Ein Beispiel dazu sehe ich in der Behandlung von Heraklits Wassersucht mittels Eingraben in Rinderdung: Nach der „Elementenlehre" sollte offenbar „Wasser" zu „Erde" werden, also ein energetisches Behandlungskonzept für einen somatischen Befund!

Heute bietet sich eine diametral umgekehrte Situation an: Wir haben nur noch Korpuskeltheorien, mit denen wir auch Feldgeschehen abbilden wollen: Nicht nur, wie erwähnt, in Psychologie und Psychiatrie. Auch Wissen z.B. aus der alten tibetischen Heilkunde wird oft - wohl um wissenschaftlich zu sein - meist medizinisch-naturwissenschaftlich ausgedeutet, wodurch die Erklärungen falsch sind, im falschen wissenschaftlichen Modell angesiedelt!

Eine Orientierung an ganzheitlichen Heilkonzepten setzt heute die fundamentale diagnostische Unterscheidung voraus, ob der primäre therapeutische Zugang von der Körperebene ausgehen muss, oder von den Energiefeldebenen:

Wird z.B. ein Krebsleiden diagnostiziert, ist es indiziert, auf der Körperebene zu therapieren. Formen energetischen Heilens sind da nur unterstützend zu empfehlen. Hat jemand dagegen eine Depression, ist es wichtig zu wissen, dass Depressionen mit Störungen im Energiehaushalt zusammenhängen. Der Mensch sollte lernen, sich selber besser zu regenerieren, z.B. mit Energie- und besonders Atemübungen, neben psychotherapeutischem Bearbeiten von Traumen. Psychopharmaka sind hier nur unterstützend angezeigt, mindestens bevor eine Chronifizierung stattgefunden hat.

Das Wissen um die *Chroni*-fizierung als einer Verfestigung der Energieprozesse durch Wiederholung (= in der Zeit) ist übrigens ein wesentlicher diagnostischer Aspekt der Hippokratiker, der heute besonders hinsichtlich Psychosen relevant werden müsste.

Es wird nun interessieren, wie sich die hippokratischen Arzt-Therapeuten das Entstehen von Ungleichgewichten, den nachmaligen Krankheiten vorstellten.

Das Werden des Kosmos (Weltentstehung)

Wiederum von China, Indien bis zu den Griechen erfuhren die Menschen den Weltentstehungsprozess so, dass alles und auch der Mensch aus dem letzten Einen - das auch etwa als Gott bezeichnet wird – durch Differenzierung aus polaren Prozessen entsteht, und zwar über viele unsichtbare Ebenen bis hin zur Materialisierung (sichtbare Welt). Die Hauptpolaritäten allen Werdens sind „Wasser"-„Feuer" als weiblich-männliche Komplemente (vgl. chin. *yin-yang*). Als einziges Wesen konnte sich der Mensch durch den eigenen energetischen Entwicklungsweg in höhere Zustände bis zurück zum letzten Einen entfalten. Diese Prozesse der Weltentstehung sind dauernd am Sichereignen und sind nie abgeschlossen:

Weg nach unten	vs	**Weg nach oben**
Polarisierungsprinzip		Harmonieprinzip
männlich		weiblich
"Der Krieg ist der		„Harmonie ist die
Vater aller Dinge"	vs	Mutter aller Dinge"

(Neben dem bekannten „männlichen" Satz ergänze ich hier das verlorene „weibliche" Pendant.)

Dieses Modell gilt auch für das Entstehen von Ungleichgewichten und von Heilvorgängen. Auch Ungleichgewichte entstehen in den Energiefeldebenen. Werden sie nicht rechtzeitig ausbalanciert, verdichten sie sich bis zur Somatisierung: Therapeutisch muss folglich einerseits genau die Ebene, wo der Prozess sich befindet, herausgefunden werden, und andererseits wird möglichst von der „höheren" Ebene her, dort wo das Ungleichgewicht entstand, geheilt: Dies ist das homöopathische Prinzip. Denn die alte Heilkunst, die die materielle Ebene noch nicht verstand, musste mit der gleichen Energieinformation, die das Ungleichgewicht beinhaltete, aber auf der höheren Hierarchieebene vorgehen (im Gegensatz zum heute gängigen *allopathischen* Vorgehen der modernen Medizin). Aus der hippokratischen Medizin stammen wiederum auch die Bezeichnungen gr. *homoion/homoiotaton* (lat. *Simillimum*). Das sog. Paradox der Homöopathie, wonach im Laufe der Dilution von der Originalarznei kein einziges Molekül mehr vorhanden ist (nach *Avogadro*-Konstante) und wo die toxische Wirkung abnimmt, während die energetische Wirkung zunehmen soll, lässt energetische Erklärungsmodelle erwarten. Ferner weisen die

Potenzierungen auf hierarchische subtile Modelle, wie sie z.B. die hippokratische Medizin kannte:

Ein Beispiel zu allopathischem bzw. homöopathischem Vorgehen: Man kann sich nun vorstellen, dass jemand in einer frühen Phase z.B. durch zu wenig Berührung als Säugling ein Ekzem entwickelte. Dieses kann nun mit Cortison auf der somatischen, d.h. Symptomebene, angegangen werden. Dies ist aber meistens nur Symptomheilung, weil immer wieder in Situationen von Verlassenheit das alte Muster bis zur Symptombildung durchlaufen wird, falls es nicht auf der „höheren" Ebene, z.B. psychotherapeutisch, aufgelöst werden kann.

Gut ersichtlich ist obiges Weltentstehungsmodell noch in unseren griechischen Lehnwörtern, speziell in denen der Heilkunde, wo die Wörter ursprünglich das ganze Entwicklungsspektrum abbildeten und bei uns auf der Materialisierungsebene erstarrten:

Die durch den Atem wahrnehmbare Lebensenergie hieß gr. *pneuma*, in den höchsten Formen „heiliges *pneuma*" = „heiliger Geist"; wir haben dagegen nur noch den Pneu!

Ähnliches ist mit dem Energiebegriff geschehen (gr. *energeia*), der ursprünglich das ganze holistische, vielschichtige Spektrum der Schöpfung abdeckte und bei uns auf die physikalischen Energieformen reduziert wurde. Wie die subtile Energie – z.B. intersubjektiv als feine Pulsation wahrnehmbar - überprüft werden kann, muss wohl noch weiter erforscht werden. Gewisse Forscher sprechen von subatomaren Energien, andere von Materie-Energie oder Bewusstsein (*Bohm*). Jedenfalls wurde das gr. Wort *energeia* ursprünglich für die im menschlichen Energiefeld wahrnehmbaren Energien verwendet. Bereits Galen (3. Jhd.), der die Heilkunde kodifizierte, musste darauf hinweisen, dass man hinsichtlich der Psyche nicht von „Teilen" sprechen dürfe, sondern von "Energien" (*energeiai*), ein Ansatz, der heute wieder sehr überdacht werden müsste!

Die Energie oder der Energieprozess

Der Weltschöpfungsprozess, der andauernd über die verschiedenen Ebenen lief, war spürbar in Energiephasen eingewoben, die in großen und kleinen Rhythmen den Menschen mitbeeinflussten. So hatte der Tag vier Phasen, das Jahr vier Phasen (Jahreszeiten), das Leben hatte vier Phasen, auch jedes Ereignis konnte als vierphasisch erfahren werden. *Horen* (gr. *hora*) bezeichneten zuerst unterschiedliche Energiephasen und erst viel später messbare Stunden!

Die verschiedenen Rhythmen bildeten Entsprechungssysteme mit Interferenzen und Verstärkereffekten (siehe unten). Im Nachempfinden der Überlagerung der sich entsprechenden Phasen sprechen Dichter etwa vom „Herbst des Lebens".

1. Phase: Wenn mich z.B. ein Ereignis traurig macht, werde ich durchlässig. Dies wäre die Phase der melancholischen Energiequalität.

2. Phase: Bin ich durchlässig, kann leicht Energie in mich einfahren, z.B. Freude, aber auch Wut, in die ich mich immer mehr hineinsteigern kann. Dies wäre die Phase der cholerischen Energie.

3. Phase: Bei diesem Wüten ist es nun wichtig, dass ich mich irgendwann beim Schopf packe und

sage: Genug, jetzt reicht's! Dabei grenze ich mich ab, mache dicht. Dies wäre die „Phlegma"-Phase.

4. Phase: Und erst dann werde ich wieder fähig, den anderen Menschen neu zu begegnen, vielleicht auch Freundlichkeit und Liebe zu erfahren und auszutauschen. Dies wäre die „Blut"-Phase.

Melancholisch als Phase der „schwarzen Galle" - cholerisch als Phase der „gelben Galle" – phlegmatisch als „Schleim"-Phase - sanguinisch als „Blut"-Phase sind als sog. „Säfte" oder gar als „Humoralpathologie" bekannt, entpuppen sich jedoch auch im Kulturvergleich als primär nicht pathologische Existenziale, die dann in den späteren Krankheitslehren pathologisiert wurden (vgl. ind. *Ayurveda*). Durch die Materialisierung der Heilkunde wurden sie ferner auf „Körpersäfte" reduziert, die es z.T. gar nicht gibt (vgl. schwarze Galle). In einem Prozessmodell machen sie auch heute noch Sinn, nämlich als die Hauptenergiephasen, die den Menschen fortlaufend durchwirken und formen. Sie können sich in Verhaltensmustern, Körperformen und schließlich in den noch heute bekannten Temperamenten auskristallisieren, bis heute bekannt als:
- MelancholikerIn
- CholerikerIn
- PhlegmatikerIn
- SanguinikerIn

Diese überlieferten Temperamente sind die alte Typologie, die Charakterlehre, und gehören in den alten Hochkulturen immer zu einer Energiephasenlehre, d.h. zur „Säftelehre". Dabei wird klar, dass die Energie unter einem strukturellen Aspekt, also als

Typologie, sowie unter einem phasischen Aspekt („Säfte") betrachtet werden kann, ähnlich wie das Elektron in der Physik unter einem körperhaften bzw. einem Wellenaspekt.

Zwecks Optimierung der Energiepotentiale musste der therapiewillige Mensch z.B. verstehen, was seinem Temperament besonders zu- bzw. was ihm abträglich war:

Die „schwarze Galle" entspricht der Jahreszeit „Herbst" (verschiedene phasische Systematiken waren miteinander in Resonanz); daher mussten Menschen mit dieser Konstitution im Herbst besonders achtsam ihre Kräfte z.B. mittels „Lichttherapie" regenerieren, um nicht melancholisch zu werden.

Mit dem Temperamentenmodell lässt sich verstehen, dass der einzelne Mensch nicht auf einen Einheitstyp getrimmt werden kann: Man kann z.B. einem „phlegmatischen" Menschen nicht unbedingt die schlanke Körperform eines „Bluttyps" aufzwingen, ohne ihn vielleicht krank zu machen. Heute wird gerade mit unvernünftigen Gewichtsvorstellungen sehr viel Unfug getrieben, was mit dem Wissen um unterschiedliche Typen korrigiert werden könnte.

Auch andere Völker haben diese Phasenlehre gekannt, da sie im energetischen Menschenbild heilten (vgl. z.B. die Tridosa-Lehre des ind. *Ayurveda*). Die einzelnen Phasen wurden dabei wieder polar aufgefächert. Der einzelne Phasendurchlauf vollendete sich in einer Integrationsphase, wodurch der Mensch auf eine höhere Bewusstseinsebene gelangen konnte. Damit ergibt sich ein neun-phasisches System, das sich mit dem heute gut bekannten Enneagramm

(= Neunersystem), sowie mit dem sog. Triebsystem von *Szondi* zur Deckung bringen lässt.

Die hippokratische „Säftelehre" wird heute meist somatisch interpretiert, nicht verstanden und vielfach dann als „abstrus" u.ä. qualifiziert: Verstehen wir sie dagegen als subtile Energielehre, wie sie aus der ursprünglichen Systematik eindeutig abgeleitet werden muss, können wir uns das Wissen einer sehr differenzierten und heute aktuellen Prozessphasenlehre und Charakterlehre erschließen. Sie entspricht übrigens der besser bekannten „Elementenlehre": Die „Elementarenergien" (d.h.„Erde"-„Wasser"-„Feuer"-„Luft") als Wandlungsphasen wurden im menschlichen Leib mit einer besonderen Qualität des „Lebendigen" erfahren und wurden in der alten Heilkunde (auch im ind. *Ayurveda*) durch die „Säftesystematik" ersetzt, in Absetzung zu den vier „Elementen" in der Natur.

Hippokratische energetische Therapie

Nur auf dem Hintergrund von Feldmodellen lassen sich folgende diagnostisch-therapeutische Vorgehensweisen der Hippokratiker einordnen und machen auch heute noch Sinn.

Eine Voraussetzung ist, dass der Mensch über das psychische Feld (gr. *psyché*) und über dessen verschiedene Ebenen den anderen Menschen wahrnehmen und mit ihm kommunizieren kann. Das psychische Feld muss als subtiles Wahrnehmungs- und Kommunikationssystem verstanden werden. Denn durch diese Ebenen kann subtile Energie aufgenommen, ausgestrahlt, übertragen und von einer Ebene auf die andere entwickelt werden. Wahrnehmung und

Ausstrahlung erfolgen nach dem Prinzip der Ähnlichkeit, der Resonanz (vgl. *„gleich und gleich..."*).

Zunächst wurde der Patient nach den sog. diagnostischen Leitkriterien, die auf ein sehr differenziertes, hellsichtiges (!) Erspüren der Energiepotentiale hinweisen, wahrgenommen: Der erste Zugang zum Patienten bestand im Schauen der Gesichtsausstrahlung (gr. *gnome*, vgl. Physiognomie), bis heute überliefert als *Facies hippocratica*. Es wurde dann nach folgenden energetischen Kriterien diagnostiziert:

1. nach „Wasser - Feuer" (gr. *hydor-pyr* entspr. chin. *yin-yang*),

2. nach „Leere -Fülle" der energetischen Potentiale (s. Pulsdiagnostik),

3. nach „Kälte – Wärme", d.h. nach der Prozessdynamik,

4. nach „Oberfläche-Innerem", d.h. nach der Ebene des Prozesses.

Interessant ist, dass dieses hippokratische Vorgehen seine genaue Entsprechung in den diagnostischen Leitkriterien der chinesischen Medizin hat, wie sie heute noch angewandt werden (*Berner*, 1997)!

Die „Säftelehre" als Prozesslehre bedeutet, dass jedes Ereignis als Ablauf von vier Phasen erfahren wurde: Gesundes Leben setzte eine Energieentwicklung durch die vier Phasen bis zur Vollendung voraus, im Gegensatz zu behandlungswürdiger Stagnation oder Energieverlust.

Deshalb wurde grundsätzlich nach folgenden therapeutischen Prinzipien vorgegangen:

-Ableiten negativer Energie (Katharsis; falsch bei Aderlass, somatisch!),

-Auflösen von Blockierungen,

-Umpolen negativer Energie in positive (vgl. Gegenbesetzung),

-Regenerieren als Aufbau positiver Energie.

Nach diesen energetischen Heilprinzipien arbeiten heute viele sog. komplementärmedizinische Schulen und Therapieformen wie Akupunktur, Auratherapie, Kinesiologie, Massage, Homöopathie, aber auch Psychotherapie. In einem Bewusstseinsspektrum lassen sich die verschiedenen therapeutischen Ansätze kontinuierlich in einander übergehende Ebenen zuordnen. Die somatische Medizin und die allopathische Pharmakologie korrespondieren mit der stofflich dichten materiellen Ebene; Akupunktur, Massage und Kinesiologie beispielsweise reichen in den energetisch-regulatorischen, aber auch schon in den psychischen Bereich wie auch die Homöopathie und die Psychotherapie. Spirituelles Heilen entspricht der feinstofflichsten Herangehensweise, die ausschließlich von den heilenden Ressourcen des Menschen ausgeht.

Die alte Heilkunde kannte also neben dem psychischen den spirituellen oder geistigen Heilbereich des Menschen. In diesem Bereich entstanden keine Verletzungen und Traumen mehr und hier wurde therapeutisch nur noch positive Energie angereichert, durch Düfte, Klänge, Mantras, Visualisierungen.

Im energetischen Heilmodell ist wichtig, dass die heilende Person, ein hippokratischer Arzt-Therapeut, aus dem höchsten energetischen Zustand heraus heilen muss, weil erst dann keine Anfälligkeit für Negatives und keine Übertragung mehr von Negativem auf den Patienten besteht. In diesem hohen Zustand vermag er den Patienten gleichsam hochzuziehen, ihm zum Umpolen zu verhelfen. Entsprechend hatten die Hippokratiker einen hohen Anspruch an die Psychohygiene und Integrität der heilenden Person (vgl. 5. *Eidvers:* „heilig und rein...“). Die Energiepotentiale wurden bei den Hippokratikern in der Ritualgemeinschaft, im „Bund der Asklepiaden“ zeitlebens verfeinert. In der Antike war der psychisch-geistige Entwicklungsweg innerhalb von Lebensbünden Gleichgesinnter, den sog. *Thiasoi* gegeben (*Fraenkel*; vgl. auch Pythagoreer, Platoniker). Hier hatten Rituale einen bedeutenden Platz.

Wollen wir der Tiefe der hippokratischen Therapeutik näherkommen, hilft uns der Begriff der „Säfte“, gr. *chymoi,* weiter: Entsprechend war gr. *chymia* die Lehre von den Säftephasen, der Kern der hippokratischen Medizin. Letztere wurde später in die arabische Medizin als *al-chimia* übernommen, und kam über Spanien wieder nach Europa zurück, energetisch als Alchimie und materiell als Chemie.

Hippokratisch war dies die Lehre von den subtilen Energieprinzipien des „Lösens und Bindens" (lat. *solve et coagula*), des Ableitens und Verschmelzens, des Auflösens und Neuwerdens, wie sie zu den alten Energielehren und zur Heilkunde der alten Völker gehörte (im Gegensatz zu dem, was viele heute unter „Alchimie“ verstehen!). Dieses Prinzip erwähnt auch die Bibel als „Lösen und Binden" bezüglich der Beichte, die ursprünglich ein psychotherapeutisches Vorgehen beinhaltete.

Das hohe Wissen um die Gesetze des Lösens und Bindens der Energien führt weit über unsere heutigen Vorstellungen von Therapie hinaus und wurde in der hippokratischen Medizin als heilige Kunst verstanden (gr. *hiere techne*). In ihren höchsten Formen beinhaltet sie das Mysterium subtilster Fusion der männlichen und weiblichen Potentiale „Wasser"-„Feuer" (*yin-yang*). Sie sind verschlüsselt als Verschmelzen und Legieren des „feuchtesten Feuers mit dem trockensten Wasser" angetönt (d.h. als „weiblichstes Männliches" mit dem „männlichsten Weiblichen", in *„peri diaites"*). Dies sei vollendetes Heilwerden durch die Erfahrung der höchsten weiblichen Heilkraft *Hygieia* (Komplement zu *Asklepios*).

Generell ist zu sagen, dass energetisches Heilen mehr Eigenverantwortung des Patienten erfordert, als wir dies heute gewohnt sind. Der hippokratische Arzt-Therapeut durfte nur heilen, wenn der Patient motiviert war und wenn schicksalsmäßig eine Heilung möglich war. Es bestand weder Verpflichtung noch Recht auf Therapie!

Das Energiefeld (gr. *psyché*)

Sprechen wir von Energien, brauchen wir ein Energiegefäß, eine Form, wo Energien fließen können, denn Energie selbst ist formlos und konvertibel. Ich spreche von „Energiefeld" und gebrauche Bilder der Quantenphysik, die sich als Modelle gut eignen. Effektiv sind auch verschiedene Physiker und Naturwissenschafter mit ihren Modellen zur Psychotherapie und Bewusstseinsforschung gestoßen (wie *Bohm*, *Wilber* usw.).

Die Griechen nannten das menschliche Energiefeld, die Seele, *psyché* (gr. *psycho* = „hauchen, at-

66

men"): Denn beim entspannten Atmen kann der Mensch die fließende Dimension spüren. Daraus erklärt sich auch die Bedeutung des Atmens in vielen Entspannungs- und Therapiemethoden (vgl. ind. *atman*/Seele ist urverwandt mit „atmen"). Die alte Welt kannte vom Atmen das Phänomen des Gasaustausches nicht, sie wusste jedoch und erfuhr bei jedem Atemzug, dass das Atmen Energie aufbauen und ableiten kann (vgl. *Pneumatik* als Energietechnik). Das Atmen ist somit das psycho-somatische Übergangsphänomen par excellence, von dem die alten Völker gleichsam den energetischen Aspekt fokussierten und wir den mehr somatischen des Gasaustausches. Seit den ältesten Texten ist denn ein Menschenbild bezeugt, wo die *psyché* Lebensenergie aufnehmen, abgeben und z.B. beim Heilen übertragen kann. Sie „energetisiere" den Körper zeitlebens und verlasse ihn beim Tode „wie ein Traumbild" wieder (vgl. *Homer*, Odyssee).

Die alten Energiefeldmodelle finden wir nun nicht lehrbuchartig aufgelistet. Sie sind kodiert und daher für uns meist unverständliches Initiatenwissen. Auf diese Weise schützten die alten Hochkulturen ihre Heilpotentiale vor Missbrauch.

Meine Forschungsarbeit um alte Energievorstellungen und Feldmodelle führte mich zum platonischen *Eros*: Im Werk *Symposion* fand ich dann das transkulturelle und aus asiatischen Traditionen bekannte Psyche-Modell, und zwar innerhalb eines kodierten Erosrituals (entsprechend ind. *Tantras*, vgl. *Berner*, 1989). Diese Psyche weist transkulturell relevante Ebenen auf: als *chakras* der Yoga-Tradition bekannt, bilden sie jedoch auch die Tiefenstruktur verschiedener Ritualtexte wie z.B. der *Seligpreisungen*, des platonischen *Symposions* und des *hippokratischen Eides*. Die untenstehende Abfolge der anthropologischen Energieebenen wird aufgrund der ausführlichen Hinweise aus dem *Symposion* und mit den entsprechenden Konkordanzen und Ergänzungen aus dem *hippokratischen Eid* präsentiert. Der Ritualdurchgang war je nach Gruppe unterschiedlich (Abbildung aus Berner, 1989, S. 140):

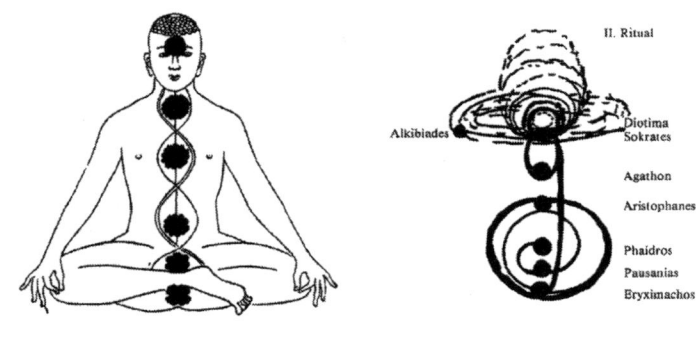

Chakra-Modell   Platonisches
Yoga-Tradition   Symposion

1. Das Wurzelzentrum, oder auch das Tor zum „Reich der Himmel" liegt im Genitalbereich und kann durch genitale Sexualität, aber auch über subtile Erotik, d.h. „platonisch" erfahren werden (gr. = „doppelter Eros"). Laut Platon müsse man sehr umsichtig damit umgehen, um nicht der Suchtgefahr zu verfallen. Es ist die Zone, die *Freud* wiederentdeckte und von der er zeitlebens fasziniert war. Ich sehe hier die männliche Leitzone, d.h. Männer scheinen im

Durchschnitt stärker über den Genitalbereich zu reagieren und zu kompensieren (Frauen dagegen über die Oralzone). Diese Sicht wird z.B. durch ein in der patriarchalen Gesellschaft lange nicht wahrgenommenes sexuelles Suchtverhalten, ferner durch geschlechterspezifische Klagen in Paartherapien erhärtet. In den alten Eroslehren ist diese Zone die Eintrittszone der Erosenergie in das Energiefeld, eine unter sieben Zonen! Im *hippokratischen Eid* wird die Energie hier von der „scharfen" Qualität „alchimistisch" geläutert und als Heilenergie, als dynamisierende Kraft des *Asklepios* weiterentwickelt.

2. Das *Hara* (gr. *omphalos*, „Nabelzentrum") ist die stärkste Zone für Vitalenergie, die Energiebatterie des Menschen (vgl. *Dürckheim*). Im *hippokratischen Eid* ist es der Vers, wo der Arzt-Therapeut durch die betastende Diagnostik sorgfältig und respektvoll Kontakt mit dem Leib des Menschen und seinen Tiefen aufnimmt.

3. Im Solarplexusbereich (gr. *phren*) können Gefühlsenergien wie Wut, Zorn, Trauer, Freude leicht „einfahren" und - wenn nicht bearbeitet - den Menschen bestimmen und bis zu Spaltungen führen (vgl. *Schizo - phrenie*). Im *hippokratischen Eid* ist es der der essenzenkundigen göttlichen Kraft *Panakeia* (=Allheilerin) zugeordnete Bereich, wo Schmerz und Tod mit dem Prinzip des „*nil nocere*" begegnet werden muss. Der leidende Mensch soll in seinem umfassenden Schicksal begleitet werden, derart dass Entscheidungen über Leben und Tod nicht mehr dem therapierenden Menschen zustehen.

4. Im Herzbereich wird zwischenmenschliche Liebe spürbar als heilende Kraft. Es ist dies der zentrale Bereich der alten Heiltraditionen, wo „Galle" zu „Eros" umgewandelt und wo dann heilende Liebe als „Herzblut" verströmt wird (vgl. Herzsymbol; christl. Abendmahl). Im *hippokratischen Eid* ist es der strahlende Mittelpunkt, wo die alte apollinische Tradition im sakralen Hymnus „heilig und rein" anklingt. Hier wird Licht- und Heilkraft des *Apollon* in alle Heilebenen verströmt. In dieser strahlenden, geläuterten Qualität zu heilen, war die große Herausforderung für die Hippokratiker.

5. Der Kehlkopfbereich ist der orale Bereich, die weibliche Leitzone, der Bereich der nährenden, mütterlichen Energie. Wir kennen ihn wiederum von *Freud*, jedoch als „minderwertige erogene Zone". Der Säuglingsforscher *R. Spitz* hat dann die vorrangige Bedeutung dieser nährenden und bergenden Zone experimentell aufgezeigt. Wir erleben diese Zone vielfach nur mehr im Reden, Rauchen, Essen, Trinken, Streiten. Subtilere Erfahrungen wie gemeinsam essen, singen, atmen bis zum atemlosen Gerührtsein sind zu wenig bekannt. Diese Zone der Geborgenheit führt bei Mangel vielfach zu oralem Suchtverhalten (orale = überwiegend weibliche Süchte), auch zu den weniger greifbaren oralen Übergriffen (vgl. „verschlingende Mutter", „Knusperhexe"). Die orale sollte als der genitalen ebenbürtige Zone (weiblicher) Energieentwicklung angesehen werden. Gerade in der Erotik könnte sie in einen Austausch mit der männlichen Energie der Genitalzone kommen. Dadurch ließe sich Sexualität in hohe Formen von Eroserleben überführen und bis zu Eks-

taseformen entwickeln. In der Ikonographie nährt *Hygieia* die horizontale „Schlange(nkraft)" , während *Asklepios* den Stab mit der vertikalen, dynamisierenden Schlange(nkraft) hält.

Im *hippokratischen Eid* ist diese Zone der höchsten weiblichen Heilkraft *Hygieia* und ihrer holistischen „Diätetik" zugeordnet.

6. Der Augenlichtbereich („drittes Auge", gr. *omma*) ist das Zentrum des sehenden Verstehens, Intuierens, des hellsichtigen diagnostizierenden Schauens (vgl. *Facies hippocratica*), was zu unserem „Berufsgeheimnis" führte. Der *Zykl-op* steht im Griechischen symbolhaft für dieses Zentrum (gr. *kyklos* = ind. *chakra*). Der Säuglingsforscher *Spitz* hat diese Zone als primär wichtig für das Werden des Menschen wiederentdeckt und experimentell nachgewiesen. Beobachtungen zeigen, wie Mutter und Säugling bis zu mehreren Stunden über diesen Kanal verschmolzen bleiben können. Im *hippokratischen Eid* wie im *Symposion* ist es auch der Bereich, der mit dem Erkennen der Zugehörigen zum Ritualbund, mit Energietechniken der *Asklepios*tradition und generell mit der Übermittlung des Traditionsgutes zusammenhängt.

7. Die Scheitelzone ist die Zone höchster energetischer, ekstatischer Erfahrungen, die ins Transpersonale führen können. *C.G. Jung* hat hier geforscht und sich durch seine Funde von *Freud* getrennt. Aufgrund eines subtilen Erosmodells gehören die beiden Forscher der Psyche jedoch zusammen, allerdings auf verschiedenen Ebenen beheimatet. Durch die Aktivierung des ganzen Energiekanals und aller

Zentren wird die Zone etwa durch Flammen „erleuchtet" symbolisiert (Pfingstbeschreibung). Im *hippokratischen Eid* wird die Heilkraft mit ihren vier Phasen in höchster Qualität (*Apollon – Asklepios – Hygieia – Panakeia*) aus diesem Bereich geholt, durch alle Ebenen entwickelt, um sich schließlich in diesem Lichtbereich zu vollenden. Es ist der Bereich des „Hauches des Göttlichen" und auch des Überräumlich-Überzeitlichen, wo auch Platons *Symposion* hinführt.

Dies ist eine kurze Skizze des alten transkulturellen Psyche-Modells. Wir nehmen diese Energiezentren heute meist nur noch bei Ausfällen wahr: Schmetterlinge im Bauch, Übelkeit, wenn Wut oder Verletzung das Solarplexus-Zentrum überflutet, Herzstechen bis zu Herzphobien, Globusgefühl im Hals, Brett vor dem Kopf bis Migräne...
Missempfindungen solcher Art - früher sprach man von energetischen Ungleichgewichtszuständen – lassen sich z.T. leicht mit Energie- und Atemübungen auflösen.

Interessant ist nun, dass der Mensch über diese Felder und Kanäle mit dem anderen Menschen kommunizieren und energetisch fusionieren kann. Bei Platon wurde dies als „doppelter (= subtiler) *Eros*" gelebt, bei den Hippokratikern als Weg des Heilens. Denn diese Potentiale wurden in den alten Hochkulturen durch einen psychisch-geistigen Entwicklungsweg zeitlebens verfeinert. Wichtig war, dass ein Mensch, z.B. ein hippokratischer Therapeut, in höher entwickeltem Zustand einen anderen Menschen gleichsam „hochziehen" und positiv „umpolen" konnte. Damit ergibt sich ein subtiles Kommunikations- und energetisch-bewusstseinsmäßiges Entwicklungsmodell, das zugleich Schulen übergreifende Therapiekonzepte zu integrieren vermöchte (vgl. *Wilber*, Spektrum des Bewusstseins).

Der hippokratische Eid

Alle alten Hochkulturen hatten entsprechende Seelenmodelle. Wir finden sie transkulturell verschlüsselt in sehr ähnlichen Symbolen wieder. Diese Hauptsymbole sind:
- das Energiefeld wird als Lebensbaum dargestellt,
- die darin zirkulierende Energie als Schlange.

Hier fällt einem etwa der indische und auch der indianische Lebensbaum ein, oder der Baum der Weisheit in der Bibel und natürlich auch der *Äskulaps*tab.

Das Seelenfeld wurde in Ritualen aktiviert: Rituale sind Gefäße des Heilens. Im Ritual wird das Energiefeld des einzelnen zum „Gruppenkörper" (christl.: „ein Leib werden"). In diesem verstärkten Energiefeld fließt die Energie, durch bestimmte Energiepraktiken angeregt, von Ebene zu Ebene bis in die „höchsten" Ebenen des spirituellen Heilens und ekstatischer Erfahrungen. Dieser alchimistische Prozess wurde als immer umfassenderer Zustand von Glückseligkeit erlebt (vgl. transkulturelle identische „Glückseligkeitsformeln"). Das Symbol dieses Prozesses, der Lebensbaum mit den zwei sich symmetrisch entwickelnden Schlangen, ist im *hippokratischen Eid* enthalten. Denn auch der *hippokratische*

Eid offenbart ein Ritual, das Initiationsritual der hippokratischen Ärzte (*Berner*, 1997).

Die Quintessenz der hippokratischen Medizin ist kodiert im *Eid* enthalten. Die verschiedenen Verse entsprechen den oben dargelegten Seelenebenen, d.h. das Ritual führt durch diese Ebenen bis zur Vollendung. Daneben offenbaren die Verse in verdichteter Form verschiedene Aspekte des Heilens, wie die diagnostischen Leitkriterien, ferner unterschiedliche Heiltechniken, den Weg nach unten und nach oben, „Feuer"-„Wasser", des weiteren die vier Energiephasen in spiritueller Vollendung, nämlich als *Apollon, Asklepios, Hygieia und Panakeia*. Dieses Ritual wird in einem hippokratischen Brief als „Aufrichtung des Stabes" bezeichnet. Es wurde mit großer Wahrscheinlichkeit im *Asklepieion* zu Kos gefeiert, wo die räumliche Struktur des Tempels wiederum den *Eid*-versen entspricht (Mikrokosmos/Makrokosmos). Während des rituellen Höhepunktes wurde wohl neben dem Singen des Verses zugleich das heiligste Symbol berührt, nämlich der Doppelschlangenstab oder *Caduceus* (*Berner*, 1997). Dieser enthielt nämlich nicht nur die *Asklepios*energie (*Lichtenthäler*), sondern auch die höchste weibliche Heilenergie der *Hygieia*. Vollendung des heilenden Wirkens lag in der feinsten Mischung der dynamisierenden männlichen und der nährenden weiblichen Kraft. Nur zusammen ergeben sie den Baum des Lebens mit den zwei Schlangen, das sehr alte transkulturelle Heilersymbol (datiert bis 2500 v.Chr., Sumer). Während wir im Westen die Kraft der *Hygieia* im Gegensatz zu *Asklepios* (vgl. *Äskulaps*tab) wesentlich verloren haben, hat sich der Doppelschlangenstab bis heute im

Wappen von Kos, der Insel des Hippokrates erhalten (siehe unten).

Was kann dieses Symbol der hippokratischen Medizin für heutige Vorstellungen vom Heilen bedeuten? Heilwerden und Heilen als menschliches Ziel fußt auf der nährenden weiblichen Heilenergie in Synergie mit der dynamisierenden, männlichen Heilenergie. Die Entfaltung der Heilpotentiale geht mit der eigenen Entwicklung einher und vollendet sich in der spirituellen Sphäre. Dort beginnt der hippokratische *Eid* und holt von dort bereits im ersten Vers die Energie (Übersetzung *Berner*, 1997):

„Ich schwöre, indem ich mich dem Heilprozess in Vollendung einordne
und *Apollon, Asklepios, Hygieia* und *Panakeia* und
alle glückseligen, spirituellen Kräfte zu Zeugen aufrufe,
dass auch ich zur „Erleuchtung" bringen werde
durch die durch mich nach unten und oben fließende
Heilkraft und meine schauende, diagnostische Wahrnehmung,
diesen Lebensbaum, den ich berühre und der in mir
lebendig werde mit all seinen überlieferten Sphären."

Ausblick

Wir können feststellen, dass die hippokratische Medizin eine hochdifferenzierte Wissenschaft im

Bereich subtiler Energielehren war. Heute haben wir eine hochentwickelte somatische Medizin. Eine Herausforderung für die heutige Zeit und für die heilenden Berufe sehe ich in der Verbindung des alten, verschütteten hippokratischen Heilwissens mit dem Wissen der somatischen Medizin, aber auch der Psychologie mit der Theologie und Spiritualität, so dass wir erstmals von einer wirklich ganzheitlichen Medizin sprechen könnten, die den Namen „Heilkunst" verdient.

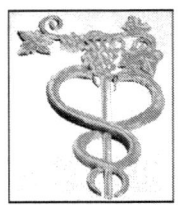

Literatur

Berner-Huerbin, A.: Eros, die subtile Energie. Studie zur anthropologischen Psychologie des zwischenmenschlichen Potentials, Schwabe, Basel 1989

Berner-Huerbin, A.: Hippokrates und die Heilenergie. Alte und neue Modelle für eine holistische Therapeutik, Schwabe, Basel 1997

Bohm, D., Capra, F., Ferguson, M., Pribram, K. H., Wilber, K. (Hg.): Das holographische Weltbild, Scherz, Bern, 1986

Dürckheim, K. Graf: Hara - Erdmitte des Menschen, Barth, Bern 1983

Fränkel, H.: Dichtung und Philosophie des frühen Griechentums, Beck, München 1962

Grof, S.: Implications of Holotropic Consciousness. Research for Psychiatry. In Andritzky (Hg.): Jahrbuch für Transkulturelle Medizin und Psychotherapie, 1995

Hippocrate. Du régime / peri diaites, Joly, R. (Hg.): Les Belles Lettres, Paris 1967

Lichtenthäler, C.: Der Eid des Hippokrates. Ursprung und Bedeutung,: Deutscher Ärzte-Verlag, Köln 1984

Wilber, K.: Das Spektrum des Bewusstseins. Eine Synthese östlicher und westlicher Psychologie, Rowohlt, Reinbek 1991

Szondi, L.: Schicksalsanalyse. Wahl in Liebe, Freundschaft, Beruf, Krankheit und Tod. 4. Aufl., Schwabe, Basel. 1987

Fragen an Annie Berner-Hürbin

Ich habe den Unterschied zwischen der griechischen Psyché und der spirituellen und psychischen Ebene nicht richtig verstanden. Die somatische Ebene gehört nicht in die Psyche hinein. Ist die spirituelle Ebene außerhalb der Psyche oder innerhalb? Wo bleibt die somatische Ebene? Ich hatte das aus dem Vortrag nicht getrennt gefühlt.

Das ist sehr komplex und auch je nach antiken Autoren verschieden gewichtet. Aber grundsätzlich haben wir das System der Bewusstseinsenergie gehabt, die von dem spirituellen Bereich in die Materie fließt und umgekehrt. Diese Energie fließt von der Materie her.

Die hippokratischen Arzt-Therapeuten haben die letzte somatische Energieebene noch gekannt wie z.B. in der Säftelehre, in der alles energetisch ist. Sie wussten, dass die Weltentstehung durch diese Ebenen fließt und haben ein hochdifferenziertes Ebenensystem entwickelt: somatisch - psychisch. Das ist das Grundsystem. Die Energie fließt, da ist alles verbunden und reagiert miteinander. Im psychischen Bereich haben die Bewusstseinslehren die höheren psychischen Ebenen als spirituelle Ebenen differenziert.

In *Platon's* Werken *Phaidros*, einer ganz hohen Bewusstseinslehre, begegnen wir einem System, wo die höchsten Ebenen zum *Theion* gehören, die niedereren Ebenen zum *Daimonion*. Letztere entsprechen dann der unteren Schwingungsebene der Psyche.

In einer anderen Systematik haben wir die Psyche als ein ganzes, unendliches Feld zu sehen. Die unteren Ebenen werden hier psychisch genannt, die oberen Ebenen *Nous*, das entspricht dann wieder dem *Theion*.

Theion und *Daimonion* ist v.a. das, was von außen in die Psyche kommt, *Psyche* und *Nous* sind intrapsychische Resonanzebenen.

Die allerhöchsten Ebenen sind die Selbsterkennungsprozesse des *Auton*, *Se Auton*, das ist immer reflexiv. Die höchsten Ebenen kann man nicht mehr benennen.

Es ist schwierig, mit unseren rationalen Versuchen genau sagen zu wollen, was bis wohin geht. Ich weiß es nicht. Aber ich habe herausgefunden, dass doch die unteren Ebenen mehrheitlich mit Psyche benannt werden. Das ist dann auch das *Daimonion*, also das Dämonische -aber nicht negativ formuliert-, sondern es ist die Engelsebene, das *Daimonion*, das Sokrates leitet. Die höheren Ebenen führen in die höheren spirituellen Bereiche des *Nous*. Das sind hohe Lichtebenen. Ich kann nicht mehr darüber sagen, weil ich nicht mehr weiß.

Kannst Du etwas zu dem Vierer-System sagen, das noch nicht zur Sprache gekommen ist, das der vier Elemente Erde, Wasser, Feuer und Luft? Du hast jetzt Wasser/Feuer als die Yin/Yang-Polarität dargestellt.

Das ist nicht dasselbe: Erde, Wasser, Feuer und Luft sind Säfte.

Das ist nicht dasselbe, aber es ist noch einmal eine weitere materiell geführte Aufteilung. Z.B. bestand bei manchen Ärzten die Vorstellung, dass die

Knochensubstanz aus 3 Teilen Erde bestehe plus einem Teil Feuer. *Also sind bis zu unterst im materiellsten Bereich, auch im abgestorbenen Knochen, diese kosmischen Ordnungsprinzipien noch da.*

Die elementare Energienlehre Erde, Wasser, Feuer und Luft entspricht im Leibsystem den Säften. Das ist die gleiche Systematik. In der Natur spricht man von Elementarenergien. Das ist im Indischen im übrigen genau gleich. Im Chinesischen gibt es die Wandlungsphasen. Ich weiß nicht, ob es auch zwei Begriffssystematiken gibt für das, was im Leib empfunden wird und was in die Heilkunde einging.

Platsch: *Vielleicht ist hier die chinesische Sichtweise zum Verständnis hilfreich: Die Ausgangsfrage war, ob das Soma zur Psyche gehört oder nicht. Welche Verbindung besteht?*

Im Chinesischen ist es das Qi–Konzept, *im Griechischen das Konzept von* Pneuma. *Das Besondere in der chinesischen Medizin ist, dass sie von einem Kontinuum der Manifestationen ausgeht. Ein Kontinuum von den feinstofflichsten Ebenen bis zu den grobstofflicheren Ebenen. Der feinstoffliche Bereich der geistigen Ebene hat eine hohe Schwingungsfrequenz. Von hier nimmt die Schwingungsfrequenz kontinuierlich über die psychische, mentale und emotionale Ebene bis in den verdichteten, materiellen Bereich des Somas hin ab.*

Nach dieser Vorstellung eines Kontinuums gibt es folgerichtig kein wirklichen Unterschied zwischen Soma und Psyche, zwischen geistiger und spiritueller Ebene.

Die chinesische Medizin spricht anstelle der Säftelehre von den fünf Wandlungsphasen Wasser, Holz, Feuer, Erde und Metall. Jede dieser Phasen entspricht einer bestimmten Grundenergie, hat einen bestimmten unverwechselbaren Geschmack. Diese Grundenergie generiert auf der Ebene der Erscheinungen ganz bestimmte materielle und immaterielle Erscheinungsformen, die sich im Entsprechungssystem der jeweiligen Wandlungsphase niederschlagen. Z.B. stehen in der Wandlungsphase Metall der Atem, die Lunge, die Haut und die Trauer in einer assoziativen Linie, d.h. sie entsprechen alle derselben Grundenergie, demselben Grund-Qi. Wenn wir von einem Kontinuums des Qi ausgehen, dann bedeutet das, dass der Atem, die Lunge, die Haut und die Trauer nur Ausformungen unterschiedlicher Schwingungsfrequenzen oder verschiedener Verdichtungsgrade des Qi der Wandlungsphase Metall sind. Das wiederum bedeutet, dass es keinen wesenhaften Unterschied zwischen der Lunge, der Haut und der Trauer gibt. So kann in einem Krankheitsprozess, der vielleicht durch einen schweren Verlust wie einen Todesfall ausgelöst sein kann, die Energie der Trauer aus dem feinstofflichen, höherschwingenden Bereich herabfallen in einen grobstofflichen, niederschwingenden Bereich, und so die Energie der nicht bewältigten Trauer stofflich z.B. zu einem Problem der Lunge werden.

Für einen Heilprozess heißt das, die stofflich fixierte, niederschwingende Energie wieder in eine höher schwingende Ebene zu überführen. Die chinesische Medizin sieht diese Prozesse in beiden Richtungen – auf- und absteigend - und trennt nicht zwi-

schen der leiblichen, der elementaren oder der medizinischen Ebene.

Das Bewusstseinsspektrum entspricht einem Kontinuum mit zunehmender Verdichtung und abnehmender Subtilisierung oder umgekehrt. Auf eines weisen die Griechen allerdings in Bezug auf die Therapie hin: Sie sagen, der spirituelle Bereich ist so hochschwingend, dass es nichts mehr zu therapieren gibt. Da gibt es eine therapeutische Schwelle. Da reichert man nur noch Licht durch hochsubtile Vorgehensweisen an: Mantra-Singen, Düfte, Klänge, Licht.

Das andere, was vielleicht in der christlichen Welt wichtig ist: Die Hippokratiker sagen immer wieder, dass die Krankheiten oder Ungleichgewichte und Nöte des Menschen niemals aus der spirituellen Ebene entstehen. Sie ist einfach nur strahlend.

Im griechischen Konzept entstehen die Nöte schicksalhaft aus den tieferen psychischen Ebenen. In ihrem Verständnis ist es nie möglich, dass das Schicksal eine Bestrafung aus der spirituellen Ebene, eine Bestrafung durch die göttlichen Kräften oder von Gott wäre.

Bedeutet das, wenn ich mit ganz subtilen Therapien wie z.B. Duft- oder Lichttherapie arbeite, dass dann zuerst das Untere abgeklärt werden muss, da die spirituelle Heilweise einfach noch nicht wirken kann, wenn das Untere nicht in Ordnung gebracht wurde?

Das war immer das Konzept, ich habe es neu entdeckt: Man muss gewisse Dinge therapieren und bearbeiten. Bei einer gewissen Schwere der Miasmata gibt es Energieverdunkelungen, Verdunkelungen des Psychefeldes. Wenn sie zu intensiv werden, muss man das therapeutisch – kathartisch – auflösen. Man kann immer meditieren, man kann immer mit Düften arbeiten, das harmonisiert. Aber man kann sehr schnell wieder an dieser komplexen Energie verlieren.

Ich erlebe das zum Teil mit Leuten. Ich denke an einen sehr strahlenden Mann, der 20 Jahre meditiert hatte und dann in eine Lebenskrise kam. Er hatte alle Energien verloren und seine Probleme wurden so überwertig. Er konnte an nichts anderes mehr denken. Ich hatte ihm früher schon einmal gesagt, es wäre gut für ihn, eine Psychotherapie zu machen. Er hatte das aber weit von sich gewiesen. Und er ist nicht der einzige Fall. Durch das Meditieren hatte er eine wunderbare, lichtvolle Qualität, er berührte hohe Ebenen, aber die lebensgeschichtlichen Schwierigkeiten brachten ihn dann herunter, so dass er nicht umhin kam, auch an sich selbst zu arbeiten.

Für mich ist bei dem alten Seelenmodell von Platon der Zusammenhang und die Bedeutung der Dekodierung noch unklar geblieben. Das hat ja offenbar eine große Bedeutung in Ihrem Konzept.

Die Bedeutung ist, dass man überhaupt ein Modell für die seelisch-psychischen Bereiche hat. Wir können nicht differenziert vorgehen, wenn wir nicht wissen, was wir tun. Wir haben in der somatischen

Medizin so differenzierte Konzepte, die gut erforscht sind, z.B. die Funktionsketten der Niere. Im psychischen Bereich spricht man vielleicht von Emotionen, Affekten oder Kognitionen, man hat vielleicht 4-5 Wörter. Es ist nicht genügend differenziert ausgearbeitet. Wenn wir mit unserem rudimentären Raster kommen, verstehen wir die antiken Texte nicht, da sie so viele Namen haben.

Ich arbeite viel mit dem Lichtweg des *Sankhya* von *Hinze*, weil er aus den asiatischen Systemen eine Bewusstseinstypologie zusammengestellt und entwickelt hat, an der ich mich orientieren kann.

Wenn ich mit unserem westlichen Denken komme, habe ich kein Modell. Die Dekodierung des platonischen Symposions ist für mich enorm wichtig, weil es ein Grundmodell der Psyche liefert. Das wissen wir vielfach gar nicht, dass die Griechen eine ganz konkrete Vorstellung hatten, ein Grobraster, wie das Seelenmodell vorgestellt werden kann, und wofür sie Rituale entwickelt haben. Sokrates als Ritualmeister hat mit der Gruppe Atemübungen, Visualisierungs– und Berührungsübungen gemacht und hat gespürt, wie weit sie waren. Wenn die Energie schon genügend fein war, dann konnte man eine Stufe höher gehen.

Diese Dekodierung konnte ich nur dank indischer Rituale machen, von denen ich das System verstand und dann ein Kodewort entdeckte. Mein erster Einstieg war durch ein Tantrabuch: Die rechtshändigen Rituale. Ich hatte drei Monate an diesem Symposion gearbeitet und nichts gefunden. Ich wusste nicht, wie ich es anpacken könnte. Plötzlich merkte ich: Rechtshändig kommt ständig bei Platon vor und es wird nie erklärt, was es eigentlich sei. Ich erkannte, dass es ein Ritual sein müsste. Das war der erste Kode. Der zweite war, dass die Seele in diesen Ritualen abgebildet wird. Ich bemerkte, dass die sechs Redner und die Frau im Symposion je eine Ebene abbilden. Sie sprechen jeweils für eine Ebene. Z. B. steht Sokrates für eine bestimmte Ebene. Er sagt, er müsse Eros preisen, so gut er kann. Das ist auch ein Kode: Es geht um die Frage des Umgangs mit dem Eros auf der jeweiligen Ebene. Also bei allen Symposiasten, wie sie genannt werden. In gewissen, textkritischen Ausgaben werden sie sogar „die Zecher" genannt, womit die Symbolebene weit verkannt wird. Diese Symposiasten sind hochfeine Symbolchiffren für die Ebenen und zugleich haben sie wahrscheinlich auch konkret ein Ritual miteinander vollzogen.

Aber wenn man die Aufstellung betrachtet - sie hatten ja Liegen für die Symposien -, wenn man sieht, wie sie in einer Art Hufeisenform lagen, dann ergibt es dieses Zeichen, das ich Ihnen gezeigt habe: Die dreimal eingerollte Schlange, die sich hochentwickelt. Jeder, der spricht, repräsentiert dann einen Chakrenbereich, für den er spricht. Er sagt, wie es dort ist.

Das Symposion ist wunderbar, weil es ziemlich deutlich die Qualität der Energie in den Bewusstseinsebenen beschreibt.

Sie hatten eine Folie aufgelegt mit den 7 Chakren. Das Sexualchakra war das erste, mit dem sie begonnen haben. Das Kehlkopfchakra sei das weibliche. Der Zusammenhang ist mir nicht klar, was das für uns Therapeuten zu bedeuten hat.

Sie brachten das weibliche Chakra, das Kehlkopfchakra, in Verbindung mit Suchtverhalten. Sie sagten, die Krankheit der heutigen Zeit seien die Süchte. Da stimme ich Ihnen zu, das habe ich in meinem Patientenkollektiv auch festgestellt, dass die Patienten krank sind, weil sie irgendwelche Abhängigkeiten haben. Vielleicht können Sie dazu noch etwas sagen?

Es sind sieben Hauptchakren, es gibt übrigens noch mehr. Diese Abbildung der Chakren ist aus einem Yogabuch. Ich habe sie als Referenzbild genommen, um das platonische Ritual zu zeigen. Die schwarzen Punkte entsprechen den Namen oder Zentren.

Chakra ist ein indisches Wort, das gleiche wie im griechischen *Kyklos*. Dort wurden diese Zentren *Kykloi* genannt oder *Sphaira*, die Sphären. Das griechische *Sphaira* führt zur *Kabbala*, wo wir diese Energiezentren als *Sefirot* kennen, das ist wieder dieselbe Begrifflichkeit.

Aus meiner therapeutischen Erfahrung in der Arbeit mit Paaren erlebe ich immer wieder sexuelle oder erotische Nöte, Geborgenheitsnöte auf die Geschlechter verteilt. Männer sagen, sie bekommen zu wenig Sex, Frauen sagen, sie bekommen zu wenig Zärtlichkeit.

Durch die Kenntnis der Chakren haben wir eine Möglichkeit, den Hintergrund gewisser Beschwerden zu erkennen, z. B. dass offenbar die Männer den ersten Zugang zur Erotik über den Genitalbereich und die Frauen über den Oralbereich haben. In unserer patriarchalen Gesellschaft haben sich die Frauen sehr oft und lange an die männliche Form von Erotik angepasst. Meine Idee ist, dass beide Geschlechter im Wissen, dass sie von verschiedenen Ebenen einsteigen, einander besser abholen können.

Ein weiterer Hinweis auf diese unterschiedliche Ausgangslage der Geschlechter, der mich zum Begriff Leitzone im Sinne von Leitung von Energie führt, wären die Süchte, die auf die entsprechenden Zentren verteilt sind.

Z.B. ging Aids ursprünglich v.a. von homoerotischen Männerkreisen aus, die sehr viele Sexualkontakte haben, die in der Folge lernen mussten, den Eros noch anders zu leben, und sehr viel sorgfältiger zu sein. Die weiblichen Süchte sehen wir bis zu 98% als Anorexien bei Frauen. Warum? Frauen sind ja in Verruf, sehr viel zu schwatzen. Ich denke, das ist nicht entwickelte Oralität. Männer kompensieren in einer Notsituation eher im Genitalbereich mit Masturbation. Frauen essen und schwatzen, telefonieren stundenlang.

Diese Zusammenhänge und das Energiefeldkonzept helfen, Nöte der beiden Geschlechter besser zu verstehen und einzuordnen, aber auch Ekstasen besser zu erleben. Ich weiß, dass ich den anderen auf seinem Kanal abholen muss, wenn ich etwas auf meinem will und umgekehrt. In einer subtileren Weise kann das zu Rotationen führen, wo das ganze Feld zum schwingen kommt.

Ich denke, wenn erotische Kontakte erfüllend sind, dann ist nicht nur ein Kanal geöffnet, sondern dann gibt es wunderbare Rotationen, wo die Chakren als drehende Kreise immer höhere Schwingungen haben bis hin zur Ekstase. In der alten Vorstellung ist Ekstase mehr als nur Orgasmus.

Die Sucht ist also die Folge von fehlender Geborgenheit?

Oder von fehlendem Umgang mit diesen Bereichen. Man weiß nicht mehr, was das ist, man somatisiert oder sucht die Somatisierung. Man spürt, es müsste etwas mehr geben, und man versucht zu wiederholen, quantitativ statt qualitativ, weil die Energiewege verloren gegangen sind.

Was ich von mir kenne und auch hier erlebe: Man geht nach Asien, um seine Wurzeln zu suchen. Haben Sie auf der Suche nach den abendländischen Wurzeln in der Literatur Spuren oder Hinweise gefunden, warum uns das verloren gegangen ist?

Das ging schon sehr früh verloren. Die alte Welt hat diese Wege als Initiatenwissen zur Verfügung gehabt. Das waren kleine Kreise. Im ganzen Mittelmeerraum gab es diese Initiatenbünde. Es gab den sapphischen Bund, um einmal einen Frauenbund zu nennen, den auch Sokrates erwähnt. Es gab den pythagoreischen Bund, es gab die Mysterien von Eleusis - das waren Großveranstaltungen von Initiierten - es gab den platonischen und den hippokratischen Bund. Und es gibt noch viel mehr.

In der Bibel z.B. gibt es den Bund um Jesus. Auch er hatte das Wissen. Wenn man einen Zugang zu den Koden hat, sieht man, dass diese Kode auch in der Bibel vorhanden sind. Z.B. hat das Abendmahl mit der Segnung des Kelches 4 Kodewörter.

Für mich gab es einen entscheidenden Schritt, als das Christentum als ehemaliger Ritual – und Initiatenbund immer mehr missionierte, letztlich mit *Konstantin* Staatsreligion wurde und von nun an Zwangstaufen stattfanden. Das war dann nicht mehr der alte Initiatenbund, sondern die Leute wurden ohne Initiation getauft, ohne Wissen. Das Wissen war nur noch beim Priester, der bis zum 4. Jh. nota bene Mystagoge hieß, derjenige, der in die Mysterien einführt. Diese Qualität ging den Priestern aber mehr und mehr verloren. Man hat den Bund geöffnet, man hat versucht, das Wissen für alle fruchtbar zu machen, aber man hat es nach unten nivelliert.

Das hat sehr früh begonnen: Bereits aus dem 2. Jh. gibt es einen Ritualtext, in dem es im Vaterunser heißt: Unser Brot. Es wird dort ausgeführt, dass es nicht um das substantielle Brot geht, sondern um „panem supersubstantialem". Um das Brot, das Genährt-Werden, über der Substanz.

Es sind durch die Substanz noch andere Ebenen des Ernährens gemeint, wenn wir sagen: Unser täglich Brot gib uns heute. Im 2. Jh. musste es schon spezifiziert werden, dass es noch um andere Ebenen geht.

Paulus, ein Bekehrter, sagt z.B., die alten Energielehren brauche man nicht mehr, man brauche nur Jesus. Damit ist das Wissen verloren gegangen. Man hat sich nicht mehr bemühen müssen wie Pythagoras sagt: In diesen Bereichen müssen wir für das Heilen alles wissen, was wir wissen können, aber auch alles erfahren, was wir erfahren können. Wissen nicht nur im Sinne von Denken und Dogmatik, sondern auch immer wieder in der Versenkung verifizieren. In dem Moment, in dem es heißt, das brauchen wir nicht mehr zu wissen, wir brauchen nur noch Jesus, ist das eine Vereinfachung, die auch große Folgen hat.

Nach neueren Auffassungen hat ja jede Zelle Bewusstsein, auch jede Pflanzenzelle. Auch Pflanzen würden an dieser Psyche teilhaben. Zumindest an der Form Energie, die wir heute als seelische Energie oder Ausstrahlung erleben. Ist jede Zelle tatsächlich des Bewusstseins teilhaftig? Weil die Materie selbst auch energetische Qualitäten und Bewusstseinsqualitäten hat? Kann man das Psyche-Modell auf jede Zelle übertragen oder ist das unzulässig?

Im Übergang zum Tod verlässt uns die Psyche, dieses Bewusstsein. Jedoch erwiesenermaßen nicht sofort: Die Kirlianfotographie zeigt noch 2-3 h nach dem Tod Strahlungen. Welche Energie verlässt uns da, wo geht sie hin? Gibt es Modellvorstellungen, wie diese Ausstrahlung, diese Energie, dieses Feinstoffliche in uns eintritt und aus uns geht?

Wir kommen in die letzten Fragen und ich bin da für vieles nicht mehr zuständig! Das Psychemodell oder ein Energiefeldmodell ist sehr gut kompatibel mit Pflanzen und lebender Substanz, vielleicht auch mit Steinen. Alles, was Materie hat, hat auch ein Feld. Der Biologe *Sheldrake* hat die These der morphischen Felder wiedergefunden. Das entspricht dem griechischen Begriff *morphé*, dem formgebenden Feld. Da gibt es kein Problem.

Das Psychemodell ist ein wunderbares, aber noch zu wenig erforschtes Holon, ein holistisches Modell, das wir auch in anderen Bereichen finden. Gerade die Geomantie zeigt uns manchmal wunderschöne Entsprechungen.

Ich habe z.B. einmal bei *Peter Dawkin* entdeckt, einem Engländer, der ist ursprünglich Architekt, aber auch Geomant ist, dass er auch in Landschaften dieses holistische Modell findet, auch in Städten. Man kann z.B. Edinburgh nach Chakren auflisten. Er hat sehr eindrücklich gezeigt, wie man auch in ganzen Landschaften, z.B. im Nillauf in Ägypten, dieses Modell wiederfinden kann. Dem Nilverlauf entlang wurden verschiedene Tempel erbaut, und wenn man untersucht, welche göttlichen Kräfte dort verehrt wurden, kann man einen Chakrenaufbau entdecken, der ganz verblüffend stimmt. Ähnliches hat er auch für Israel gezeigt: Die heiligen Städte zeigen mit dem Verlauf des Jordan und des toten Meeres einen solchen Aufbau.

Wir wissen eben vieles noch nicht – oder nicht mehr. So wie wir das holistische Modell im Großen finden, gibt es es auch im Kleinen auf unserer Fußsohle oder in der Ohrmuschel. Diese holistischen mikro– und makrokosmischen Modelle sind sehr faszinierend.

Was passiert dann beim Tod? Ich habe referiert, wie die Alten das empfanden und aus der Trauerarbeit mit Patienten. Für diese Arbeit habe ich sehr viel von den alten griechischen Weisheitslehren und Vorstellungen profitiert, die mir auch immer wieder die Bestätigung für die alten Ritualtage bringen: Der Tod kann atmosphärisch noch etwa 50 Tage relativ gut spürbar sein.

Ich nehme das wahr und versuche es zu reflektieren. Da müssen wir noch sehr viel forschen, achtsam sein und sehr fein reagieren. Da gibt es noch sehr viel zu entdecken. Aber vielleicht findet der Mensch nie alles heraus, weil es immer weiter geht und differenzierter wird, aber es ist auch immer spannend.

Sie haben dieses Bild der Weltentstehung mit dem Weg nach unten benannt, und den Weg nach oben als Synthese bezeichnet. Im Östlichen gibt es ja oft die Vorstellung, dass alles, was sich realisiert und materialisiert, in unendlich langen Zeiträumen wieder ins Chaos verschwindet, um dann wieder neu zu entstehen. Gibt es diese Vorstellung auch im Griechischen, dass dieses Auf und Ab in riesigen Zeiträumen stattfindet?

Alles entsteht und vergeht wieder. Es gibt die ganz großen Rhythmen, die die alten Völker viel besser als wir heute wahrgenommen haben. Sie haben gewusst, an welcher Stelle der Jupiter im nächsten Jahr am Himmel stehen wird. Sie haben die großen Bögen der Planetarbewegung gespürt und innerlich gewusst. Uns ist einmal passiert, dass eine Mondlicht-Ski-Fahrt in einem kleinen Tal angesagt war, wo man denkt, dass die Leute noch einen Spürsinn haben. Sie hatten aber die Verschiebung von einem Tag auf den anderen nicht berechnet. Als wir dann alle gekommen sind, war der Nachthimmel völlig dunkel. Das wäre in der alten Welt nicht passiert. Sie spürten und kannten die Rhythmen.

Der Krieg ist der Vater aller Dinge entsprechend dem Symbol von oben nach unten. Sie haben in diesem Zusammenhang auch das mütterliche Prinzip genannt....

Ich würde lieber sagen, das Differenzierungsprinzip ist das männliche, väterliche Prinzip in allen Dingen und das Harmonie– oder Syntheseprinzip ist das mütterliche, weibliche Prinzip in allen Dingen. Es muss nicht immer Krieg sein, sondern es geht um Differenzierung. Auch das Kämpfen ist wichtig, sonst würden keine Konfessionen entstehen, keine Nationalitäten. Es geht um Trennen und Unterscheiden. Das ist auch etwas Kreatives. Die Welt entsteht so, aber das Differenzierte und Geschiedene muss auch immer wieder zusammengefügt werden.

Ich bin etwas erschrocken über mich selbst oder über meine Dimension als Therapeut: Sie sagen, der griechische Arzt muss in allen Bereichen Vorbild sein, er müsste alle Dinge in Ordnung haben. Wie kann ich als Mensch alle Dinge so in Ordnung bringen, dass ich dem anderen als „ordentlicher" Mensch gegenübertreten kann, dass ich dem anderen aus meiner eigenen Ordnung Ordnung vermitteln kann? Da fühle ich einen Mangel bei mir selbst, der erschreckend ist. Wie kann ich als Therapeut überhaupt noch antreten, wenn dieses Kriterium nicht erfüllt ist, nicht erfüllbar ist? Wie soll ich mit diesem Mangel leben?

Der erste Schritt ist die Erkenntnis, das Bewusstwerden. Das führt als zweites zu einer bewussteren Haltung: Ich merke jetzt, dass wenn ich im Lot bin, ich dem anderen anders begegnen kann. Es gibt Kolleginnen und Kollegen, die sich darauf beziehen und sich umstellen, z.B. Pausen zwischen den Patienten einbauen, in denen sie sich regenerieren, manchmal nur ganz kurze Zeit. Aber sie wissen, sie brauchen es, sich einen Moment zurückzuziehen.

Es ist auch wichtig, sich bewusst zu werden, dass wir vieles verloren haben, dass wir zum Teil dem anderen Menschen nicht ganz gerecht werden, weil wir gar nicht bei uns sind, weil wir eher mit Rezepten kommen und Übertragungen machen, die den anderen verletzen. Ich denke, es ist gut wenn wir uns solche Fragen stellen können und auch schauen, wo wir uns regenerieren können. Wenn wir uns fragen, was wir ändern können - immer im Wissen, dass wir auf dem Weg und am Verbessern sind. Dass wir nicht perfekt sein müssen, aber offen.

Ich möchte mit dem hohen Wissen der Energieentwicklung schließen: Wir haben den Lebensbaum der Hippokratiker gesehen, den Weinstock mit den beiden Schlangen, dass das Hohe, Unaussprechbare die höchste Verschmelzung der weiblich – männlichen Kräfte ist.

Das habe ich bei Platon in einer Dreifaltigkeitsformel gefunden, die gleiche Formel habe ich auch im Indischen und im Chinesischen gefunden. Bei Platon heißt sie: *Denn das subtilste Leben ist Fülle, Vollendung und Glückseligkeit.*

Wunderbarerweise habe ich diese transkulturelle Glückseligkeitsformel auch in einem hebräischen Ritual gefunden, die auch wieder Fülle und Vollendung der Energieentwicklung ausdrückt. Dort ist es noch mit einer Gestik verbunden. Die Gestik geht über die Energiezentren, über den Chakrenbereich: *Denn Dein ist das Reich, und die Kraft und die Ewigkeit, in Ewigkeit, Amen.*

Auf die Frage, wer ich bin, gibt es nur eine Antwort: Ich bin das Unendliche, die unendliche Weite, welche die Substanz aller Dinge ist. Ich bin niemand und zugleich jedermann, nichts und alles – genau wie du.

Suzanne Segal

Der Weg hat keinen Namen

Annette Kaiser

Es ist mir eine Freude, mit Ihnen über den spirituellen Weg zu sprechen. Eigentlich haben wir gerade eben in der Meditation ein Stück davon erfahren. Stille ist die Basis. Stille ist Spiritualität. Stille ist das, was ist.

Wenn wir alle gemeinsam sitzen oder auch ein Mensch für sich allein still wird, dann erleben wir die spirituelle Dimension des menschlichen Daseins. Und insofern ist ein spiritueller Weg etwas sehr Einfaches. Der Mensch muss einfach still werden, lauschen, sich nach innen wenden, den Geist still werden lassen. Und was dann zum Vorschein kommt, ist das, was er eigentlich ist: Stille. Das Unbenennbare. Manche meinen oder sagen das Göttliche, das höhere Selbst.

Es gibt auf dem spirituellen Weg insofern nichts zu erreichen, denn alles, was die Menschen auf einem spirituellen Weg suchen, ist bereits vorhanden. Es geht um den einen Schritt, von sich selbst loszukommen. Den einen Schritt weg von sich selbst. Das ist alles.

Nun, ich möchte von den Phasen erzählen, die ein Mensch durchgeht, wenn er einen spirituellen Weg beschreitet; von den Erfahrungen, die er macht; was es überhaupt heißt, einen spirituellen Weg zu gehen. Es ist ja meistens so, dass irgendwann im Leben ein Punkt auftritt, wo plötzlich Fragen auftauchen: Was ist eigentlich der Sinn des Lebens?, Warum bin ich hier?, Woher komme ich?, Wohin gehe ich? Diese Fragestellungen tauchen in der heutigen Zeit bei den Menschen immer häufiger auf. Manchmal in der Mitte des Lebens, manchmal durch ein Ereignis, manchmal einfach durch diese Unzufriedenheit, die auftaucht, weil im Alltag eigentlich schon alles erreicht wurde. Beruflich, familiär, gesellschaftlich. Und doch bleibt diese Unzufriedenheit. Etwas ist nicht erfüllt, etwas bleibt unbeantwortet. Etwas ist nicht „zu Hause" und Fragen stellen sich.

Und heute haben wir es ja ganz einfach: es gibt eine Reihe von Literatur, wir gehen in einen Buchladen zum Beispiel, wir sehen unglaublich viele Bücher von den verschiedensten Traditionen und wir können uns aussuchen, was uns anspricht, was in Resonanz mit uns ist und beginnen zu lesen. Das ist eine Neuerscheinung. Vor zwanzig, dreißig Jahren war das nicht zugänglich. Ein spiritueller Weg war eigentlich eine Geheimlehre. War nicht zugänglich für den normalen Menschen. Oft war er ein klerikaler Weg. Heute leben wir in einer besonderen Zeit. Die inneren Wege - ein spiritueller Weg ist ein Weg der Selbsterkenntnis - sind heute vielen Menschen zugänglich.

Ja, und wir beginnen zu lesen und bekommen eine Orientierung. Das ist wichtig. Man bekommt eine Orientierung, was es heißt, einen spirituellen Weg zu gehen. Und alsbald kommen wir an den Punkt, da wir auch verstehen, dass es nicht ausreicht, Bücher zu lesen. Ein spiritueller Weg kann nicht einfach darüber erfolgen, Bücher zu lesen. Ein ganz einfaches Beispiel aus der Schweiz dazu: Wenn wir ein Buch lesen, wie man Ski zu fahren hat, dann ist das eine Art von Wissen. Aber jeder weiß selbst, wenn er dann auf den Brettern stehen muss, ist es nochmals eine ganz andere Angelegenheit. Und genau um diese Art von Wissen geht es auf dem spirituellen Weg. Es ist eine Erfahrung, eigentlich eine Wissenschaft der Erfahrung, die wir machen auf dem spirituellen Weg. Und das bedeutet, einen Pfad zu gehen, zu praktizieren.

Nun, auch da haben wir heute wieder ein ungeheures Glück: Heute sind uns viele verschiedene spirituelle Pfade zugänglich. Ein spiritueller Pfad hat immer mit einem inneren Wissen zu tun. Mit einem Weg des inneren Einkehrens. Es ist ein Weg der Selbsterkenntnis, und es geht immer darum, dass der Mensch sich von außen nach innen wendet. Die spirituellen Pfade, die wir heute kennen, wurzeln alle in den Religionen, vielleicht mit ein paar Ausnahmen. Jede Religion hat im Herzen der Lehre ein inneres Wissen, was Gott, das Göttliche, das Menschsein wirklich meint. Und somit finden wir auch in jeder Tradition, wenn wir diese genau lesen und interpretieren, die gleichen Aussagen. Sicherlich in den Worten ein bisschen unterschiedlich, aber in der inneren Erfahrung des Menschseins, was es wirklich meint, finden wir dieselben Aussagen.

Schauen wir beispielhaft auf verschiedene spirituelle Wege: Im Christentum gibt es den Weg der Kontemplation, er wird eigentlich heute erst wieder mehr hervorgeholt, er war lange Zeit verschollen, nicht zugänglich für eine breitere Öffentlichkeit. Wir haben im Buddhismus natürlich sehr verschiedene Wege: Zen ist ein Weg, Vipassana ist ein weiterer Weg, der dem Buddhismus zugehörig ist, ebenso der tibetische Buddhismus usw. Es gibt aber diese spirituellen Wege auch im Hinduismus wie die Atvaita-

Lehre, es gibt sie auch im Islam, dessen innerer Weg der Sufi-Weg ist, wobei wir selbst von der Sufi-Tradition Irina Tweedies her ein anderes Selbstverständnis haben: Es ist einfach eine Lebensweise.

In Essenz ist ein spiritueller Weg eine Lebensweise. Keine Philosophie, keine Religion - eine Lebensweise. Die spirituellen Wege stellen den Menschen Fahrzeuge zur Verfügung, das heißt, eine bestimmte Art und Weise, „technische Hilfsmittel", die den Menschen helfen, sich selbst zu erkennen.

In allen verschiedenen Pfaden gibt es, soweit ich das überblicken kann, zwei grundlegende Aspekte, die allen spirituellen Wegen als Fahrzeuge gemeinsam sind, die man vielleicht wie folgt zusammenfassen und charakterisieren kann:

Der eine Aspekt ist *Bewusstseinssammlung*.

Wenn ein Mensch einen spirituellen Weg geht, dann lernt er, seinen Geist zu sammeln. Auf einen Punkt zu bringen. Im normalen alltäglichen Bewusstsein ist der Mensch sehr diffus.

Thich Nhat Hanh hat das Beispiel gebracht: Eine brennende 20-Watt-Birne ermöglicht es einem gerade noch, einen Tisch von einem Stuhl zu unterscheiden, aber es reicht nicht, um z.B. ein Buch zu lesen. Wir können das alle sehr leicht nachvollziehen im Alltag: Wenn das Telefon klingelt, während man noch beim Frühstück sitzt, man hat schon den Termin für 10 Uhr im Kopf, und weiß, am Abend sollte man rechtzeitig zu Hause sein, die Mutter ist vielleicht krank und das Kind muss noch in den Kindergarten....Der *Mind* (ein Geistesaspekt), der Verstand, der Geist ist diffus und zerstreut.

Der Mensch lernt also auf einem spirituellen Pfad, seinen Geist, seinen *Mind* zu zentrieren.

Das heißt, fokussiert zu halten auf einen Punkt. Dazu gibt es verschiedene Übungen. Fahrzeuge sind Übungen, Übungsanleitungen. Zum Beispiel gibt es im Zen die Meditationspraxis, dass man den Atem zählt: Einatmen eins, Ausatmen zwei, bis zehn und dann beginnt man wieder von vorne. Wer das schon ein bisschen geübt hat, weiß, wie schnell der Geist beginnt herumzuwandern, und man ihn wieder zurückholen muss. Das ist eine Übung, um den Geist zu fokussieren. Es braucht einen starken Geist, damit er verschwinden kann. Ich rede eigentlich, wenn ich von Geist spreche, von *Mind*. Weil der *Mind* etwas ist, das dem Menschen im Wege steht, um zu erkennen, wer er selbst ist. Der Geist muss ruhig werden. Still werden.

Dazu wird oft das Bild der Wellen „Wir sollten doch und müssten noch..." gebraucht; der *Mind* schlägt Wellen. Und wenn auf einer Seeoberfläche sehr viele Wellen vorhanden sind, dann erkennt man nicht, was wirklich ist. Ist die Seeoberfläche ganz still und ruhig, wiederspiegelt sich die Wirklichkeit, so wie sie wirklich ist. Eine andere Praxis, um diesen *Mind* zu sammeln, ist zum Beispiel das Rezitieren eines Mantras, das ist eine weitere Möglichkeit. Das ist der eine Aspekt.

Ein zweiter Aspekt ist, das kann man bei den meisten spirituellen Wegen erkennen, die *Bewusstseinsleerung*.

Das ist auf dem christlichen spirituellen Weg die Kontemplation. In der Meditation wird zum Beispiel nicht mehr der Fokus auf das Zählen des Atems gelegt, sondern das Bewusstsein entleert sich, d.h. es hat keinen Fokus mehr.

In der Dhyana-Meditation, die wir soeben gemacht haben, ist der Einstieg über die Liebe, und durch das selbstvergessene Hineinversinken in die Liebe entsteht eine Bewusstseinsentleerung. Sie müssen keine Angst haben, man verliert dabei nicht einfach das Bewusstsein. Das gibt es manchmal. In einem bestimmten Moment hat man plötzlich Angst: Wo gehe ich hin, was passiert da eigentlich? Man kann das vielleicht so beschreiben, dass unser alltägliches Bewusstsein in eine Phase geht, wo es nicht weiß, und vom Standpunkt des Intellekts oder des Verstandes her kann es dann als Bewusstseinsentleerung aufgefasst werden. Etwas wird „weiter" gemacht. Wir schwingen ein in einen umfassenderen Bewusstseinsraum, der später wieder bewusst erfahren wird. Das sind die beiden grundlegenden Aspekte, die wir auf jedem spirituellen Pfad finden.

Auf einem spirituellen Weg gehen wir durch verschiedene Phasen hindurch.

Häufig werden sieben Phasen beschrieben. *Theresa von Avila* beschreibt sie in der *Inneren Burg* als die sieben Wohnungen. Bei *Attar* in den Vogelgesprächen finden wir die sieben Täler, das ist auch eine mögliche Beschreibung, was im Menschen für Phasen und Stadien durchlaufen werden.

Beim Zen wird es in 3 Phasen beschrieben - die Zen-Buddhisten haben ja manchmal so etwas Glasklares, Trockenes. Ich kann die Phasen kurz beschreiben: Die erste Phase heißt: Ein Baum ist ein Baum. Die zweite Phase heißt: Der Baum ist nicht der Baum, und die dritte Phase heißt: Der Baum ist der Baum. Das wäre ein Beispiel von diesen Phasen.

Wenn ich das alchemistische Konzept nehme, dann kann man das vielleicht noch auf eine andere Weise beschreiben: Wir beginnen zu meditieren, uns nach innen zu wenden und es fließt Lebensenergie nach innen. Normalerweise fließt ganz viel Lebensenergie nach außen.

Am meisten Lebensenergie fließt über die Augen nach außen, dann über das Hören und die übrigen Sinne. Auf dem spirituellen Weg besteht immer die Anweisung, dass die Lebensenergie, die Aufmerksamkeit - Aufmerksamkeit und Lebensenergie sind miteinander verbunden - nach innen gewendet wird. Und wenn wir uns nach innen wenden, geschieht etwas.

Überall wo der Mensch die Aufmerksamkeit hinwendet, wird schöpferische Energie eingesetzt. Darum manifestieren sich ja dann auch außen Dinge. Wenn wir die Lebensenergie und Aufmerksamkeit nach innen wenden, geschieht auch hier etwas, nämlich ein alchemistischer Prozess. Zuerst erfahren wir, wenn wir uns beobachten, in der alchemistischen Terminologie die Phase der *Separatio*. Wir verstehen plötzlich, die Außenwelt und die Innenwelt sind ja zwei ganz verschiedene Dinge. Oder ich erfahre, dass ich gar nicht diejenige bin, die ich eigentlich dachte zu sein. Ich merke in mir, dass ich Kräfte habe, instinktive Kräfte zum Beispiel, die ich gar nicht kannte. Ich lerne Lichtes und Dunkles in mir erkennen. Separatio. Das ist ein Prozess der Trennung.

Eine zweite Phase, die dann geschieht, ist die *Conjunctio oppositorum*, wobei all diese Dinge nicht linear von A nach B führen, sondern es sind spiralförmige Entwicklungen. Es ist nicht linear. In der Conjunctio oppositorum findet Versöhnungsarbeit in mir statt. Das ist eine sehr wichtige Angelegenheit. Wenn wir meditieren, kommen manchmal in der Meditation Sachen hervor: Gefühle, Ausbrüche, Wut, Trauer, aber auch Freude. Wir entdecken unsere unbewussten Seiten in uns und damit kommen wir natürlich auch in Berührung mit psychologischen Prozessen. Ein spiritueller Weg führt uns automatisch in die Psyche und bringt Teile in uns hervor, ins Bewusstsein, die wir noch nicht kannten. Und diese Aspekte in uns müssen versöhnt werden. Versöhnungsarbeit. Eine ganz wichtige Arbeit.

Die nächste Phase ist die Erfahrung der *Unio mystica*. Ein spiritueller Weg, so Gott will, ich sag das so, führt uns zur Erfahrung des Einsseins. Es ist eine innere Erfahrung, die wir nicht herbeiführen oder herbeizwingen können, sie wird den Menschen geschenkt, gegeben.

Es ist die Urerfahrung, von der jeder Mystiker und jede Mystikerin, aus welcher Tradition sie auch stammen, von welchem spirituellen Weg sie auch immer kommen, alle sprechen, stotternd sprechen, weil es dafür eigentlich keine Worte gibt. Es ist eine Urerfahrung, die jenseits von Worten und Verstehen ist, und die vielleicht in Worte zu fassen ist, wenn der Saum dieser Erfahrung in der Dualität wieder ins Bewusstsein kommt.

Damit hört nach meinem Verständnis aber der spirituelle Weg nicht auf; er beginnt erst.

Das ist vielleicht seltsam, wenn ich das sage. Denn diese Erfahrung muss jetzt ins Alltägliche hineingeführt werden. Sie muss ins Alltägliche hineinfließen und gelebt werden. So, dass das Innen und Außen, das Außen und Innen als Nicht-Zwei erfahren wird. Das ist die 4. Phase auf dem spirituellen Pfad. Soweit zu den Phasen, die wir durchlaufen auf einem spirituellen Weg.

Jetzt möchte ich das noch etwas „fleischiger" machen, Fleisch an den Knochen geben: Auf dem spirituellen Weg lernen wir zunächst einmal kennen, was wir nicht sind. Und es beginnt mit dem Körper. Sie sind ja alle Ärzte und Sie wissen, dass ein Körper geboren wird und auch wieder vergeht. Und wenn Sie sich fragen: Ja, wer bin ich eigentlich, und Sie mit diesem Körper identifiziert sind, dann ist es ja ein elendes Dasein. Es ist nicht so toll. Wenn Sie weiterfragen, genauer fragen: Ja, bin ich eigentlich dieser Körper, dann wissen Sie auch, dass wenn zum Beispiel einem Menschen durch einen Unfall ein Bein abgenommen wird, sein Ich oder das, was er denkt zu sein, nicht um ein Bein gekürzt ist. Es ist nicht so. Also kann der Mensch nicht der Körper sein. Auch wenn er existiert, kann er nicht das sein, was die eigentliche Substanz ist. Die Essenz.

Und auf dem spirituellen Weg fragen wir nach der Essenz. Was ist der Mensch? Wer bin ich? Wer ist Gott? Wer ist der Schöpfer? Was ist die Schöpfung? Dann gehen wir weiter. Gedanken. Haben Sie auch schon einmal beobachtet, woher die Gedanken kommen? Wo entstehen sie eigentlich? Wohin gehen sie? Wie wirken die Gedanken? Und das ist verrückt, sie kommen einfach! Wir möchten sie ja manchmal gerne einfach abstellen und sagen: Jetzt reicht's aber, hört mal endlich auf, ich möchte leeren Raum. Stille. Kaum setzen wir uns in die Stille, kommen die Gedanken erst recht. Was ist das eigentlich? Wo kommen sie her? Was machen die Gedanken mit uns? Und diejenigen, die ein bisschen Erfahrung darin haben, wissen: Gedanken haben wirklich eine Zauberkraft! Sie führen uns ständig an der Nase herum. Und das können wir alle selbst beobachten! Am Morgen zum Beispiel: Wunderbar geschlafen, wir liegen im Bett, da kommt ein Gedanke: Ach, heute ist Montag, ah, Montag, ich muss schnell in die Praxis gehen, - ah, da kommt die Frau Soundso, oh Gott, harte Arbeit. Und dann kommt ein Gefühl herein, es ist entweder freudig oder weniger freudig usw., - aber eigentlich liegen wir immer noch im Bett und es ist gar nichts geschehen! Und doch läuft es schon, das Theater, das Drama! Und das kennen wir alle. Genauso.

Woher kommen nun die Gedanken, wo gehen sie hin?

Ein spiritueller Weg lehrt uns, damit umzugehen. Ein spiritueller Weg lässt uns auch verstehen, dass wir nicht die Gedanken sind. Was sind wir dann? Gefühle? Auch da können wir uns wieder selbst beobachten, wenn wir eben am Morgen einen Gedanken haben. Lassen wir diesem Gedanken Raum, hakt er ein und breitet sich aus. Sehr bald kommt Farbe dazu: rot, gelb, grün, blau, je nach Gefühl, das damit hineinkommt. Wenn wir die verschiedenen Gefühle beobachten, zum Beispiel nur über eine Woche, dann sehen wir, wir haben Hunderte von verschiedenen Gefühlen. Ja, welches Gefühl bin ich jetzt? Sie wechseln ständig. Millionen von Gefühlen. Wir können nicht die Gefühle sein! Das hat keine Beständigkeit. Was wir suchen auf dem spirituellen Weg, ist das, was ist. Was ewig ist. Nicht das, was kommt und geht. Das ist vergänglich. Auf dem spirituellen Weg suchen wir nach dem, was einfach *ist*, ungeboren, was nicht geboren wird und was nicht sterben kann. Gefühle können wir also auch nicht sein.

Als nächster Punkt die Sinne: Was Sie auch kennen, ist, dass ein und dieselbe Situation von verschiedenen Menschen völlig unterschiedlich wahrgenommen wird. Ja, wer sieht nun das, was wirklich ist? Und natürlich erlebt jeder eine Facette davon: Was wirklich wahr ist, liegt nicht so vordergründig da. Die Wissenschaft ist uns heute natürlich auch eine große Hilfe: Wir wissen und die Sinne sagen uns, das ist ein Tisch. Ich kann ihn anfassen. Er ist fest und steht mit seinen Füßen fest auf dem Boden. Ich kann den Tisch sehen. Wenn man den Tisch mit den Methoden der Wissenschaft untersucht, genauer und immer tiefer anschaut, sehen wir seine atomare Struktur. Dann kommen wir in die subatomare Struktur, wir kommen weiter und weiter, und wir wissen, es gibt gar nichts Festes. Also täuschen die Sinne. Bringen uns der Wirklichkeit auch nicht wirklich näher.

Ein spiritueller Weg fragt immer nach dem, was wirklich ist. So lernen wir also auf dem spirituellen Weg zunächst einmal alles, was wir nicht sind. Denn was wir sind, können wir nicht benennen. Wir können nur benennen, was wir nicht sind.

Ein spiritueller Weg hat eine Dynamik, die uns mehrdimensionalen Prozessen unterwirft. Ich habe vorhin erwähnt, dass auch die Psyche dabei mitangesprochen wird. Aber auch der Körper; ich hab das selbst einmal erlebt in einer tibetischen Meditation. Vor Jahren habe ich tibetischen Buddhismus praktiziert und da gab es die Praxis von *Phowa*. Das ist eine Übung, beim Sterben mit dem Bewusstsein zu arbeiten. Und wir sind eigentlich zehn Tage nur gesessen, haben viel meditiert, haben diese Übung gemacht, und am Schluss nach diesen zehn Tagen hatte sich die Wirbelsäule komplett gestreckt, war gerade. Es gab dabei auch noch andere Phänomene, die sehr erstaunlich waren.

Die spirituelle Dimension beinhaltet also die anderen Dimensionen des Menschseins auch.

So kommen zum Beispiel Prozesse in Gang, wenn wir uns nach innen wenden. Die unbewussten Teile in uns werden heraufgespült, kommen ins Bewusstsein. Sie wollen erkannt und belichtet werden. Erkennen hat damit zu tun, dass Aufmerksamkeit - Aufmerksamkeit ist eine Form von Licht - in diese Anteile kommt, die dunkel, die unbewusst sind, sie so belichtet werden und damit ins Bewusstsein kommen.

Ich sagte vorhin schon einmal, dass der Mensch nicht ist, was er denkt zu sein. Nehmen wir einmal mich als Beispiel: Ich bin eine Frau, ich bin eine Schweizerin, ich bin Mutter, Ökonomin, Taiji-Lehrerin und was immer. In unserer Tradition arbeiten wir auch mit Träumen. Spirituelle Traumarbeit bedeutet, mit dem Aspekt der Träume zu arbeiten. Als ich bei mir begann, die Träume genau anzuschauen, habe ich bemerkt: da kommen ja ganz verschiedene Figuren vor: Männer, Frauen, auf ganz verschiedenen Ebenen. Es gibt archetypische Ebenen, es gibt Alltagsebenen, es gibt dunkle Schwestern, es gibt dunkle Brüder usw. Und wenn ich da genauer hinschaute, merkte ich: Ich kann ja immer nur das träumen, was in mir selbst ist, es ist nicht etwas von außen. Zunächst denkt man ja, wenn man zum Beispiel von Gorbatschow träumt - das kommt vor - oder von der Nachbarin Frau Meier – auch das kommt vor -, denkt man: Ah, da ist Gorbatschow oder die Frau Meier, das ist außen – nein, nein! Das sind alles Aspekte in einem selbst! Mit ihnen muss man sich befassen. Und in dieser inneren Betrachtungsweise realisiert man langsam, dass eigentlich die ganze Welt im Menschen enthalten ist. Jeder Aspekt, den ich auch außen wahrnehme. Die Wahrnehmung basiert auf dem inneren Resonanzprinzip: es muss in mir sein.

Das ist die Versöhnungsarbeit, die wirklich stattfindet: Die dunkelsten Seiten des menschlichen Daseins und die lichtesten Seiten des menschlichen Daseins, diese beiden polaren Prinzipien sind alle in mir anwesend und ich muss sie versöhnen. Das heißt akzeptieren. Annehmen. Liebevoll umarmen. Das ist eine unglaublich wichtige Arbeit. Gut und böse, Täter und Opfer, hell und dunkel, Himmel und Hölle. Sie alle sind im Menschen und bedürfen der Versöhnung.

Gleichzeitig mit dieser Arbeit, die auf einem spirituellen Weg geschieht, geschieht auch der Prozess des Loslösens. Ich bin zwar immer noch hier in dieser Hülle, eine Frau - ich bin nicht etwa ein Mann geworden -, ich bin immer noch Schweizerin, ich mach immer noch mehr oder weniger dieselben Sachen. Vielleicht verändert sich auch etwas. Aber mit Gewissheit geschieht ein Loslösen, indem man versteht, dass man nicht diese Form ist. Nicht identifiziert ist. Man versteht sich mehr in diesem Fluss, man versteht sich mehr als etwas, das hinter allem liegt, immanent und transzendent. Etwas, das man nicht wirklich benennen kann. Es ist wie dieses tiefe Sein.

Etwas ganz Stilles, das jedoch höchst dynamisch ist. Das ist, was der Mensch wirklich ist. Und im Laufe der Zeit schwingt sich das langsam ein. Indem das Identifiziertsein mit all diesen Dingen sich langsam lockert, abfällt, schwingt sich im Menschen jetzt „hörbar" etwas ein, in dem raumlosen Raum oder ortlosen Ort des Seins, das im Nichtsein wurzelt. Es ist dann vielleicht nicht mehr so sehr der Ausdruck, ich bin die Annette oder ich bin dieses oder jenes, sondern einfach: ich *bin*. *Sat chit ananda*.

Sat bedeutet Sein, Existenz. *Chit* Bewusstsein. *Ananda* Glückseligkeit. Wenn all diese Dinge von Identifiziertsein mehr und mehr wie Hüllen abfallen, dann leuchtet das, was immer war und was immer sein wird. Das ist eigentlich die Grundsubstanz, aus der der Mensch geschaffen ist.

In der Bibel heißt es: Ich bin, der ich bin. *Al'Hallaj*, ein Sufimystiker, sagt: Ich bin die Wahrheit. Jesus sagt: Ich bin das Leben, das Licht und die Wahrheit – drei Begriffe für das Einssein. Und in diesem tiefen Sein, in diesem Ich-bin ist der Mensch in einem Frieden. In einem tiefen Frieden. Und in diesem Frieden sieht er auch die Welt auf eine andere Weise. Und nicht die Welt abstrakt, sondern jeden

Menschen. Man beginnt, mit dem Herzen zu sehen. Man beginnt, den Patienten mit dem Herzen zu sehen. Man sieht die Form, man sieht das Wesen, man sieht die Schwierigkeiten, aber man sieht auch das Licht, das jeder Mensch in sich trägt.

Sat chit ananda. Ich bin. Dieses Ich-bin wurzelt in etwas, das man wirklich nicht mehr benennen kann. Es wurzelt im Nichts, das alles meint. Und dort ist kein Geschmack mehr, keine Glückseligkeit, keine Eigenschaft, kein Gesicht. Kein Name. *Theresa von Avila* sprach von der Trockenheit. Nach der Ekstase des Einssein kommt die Trockenheit.

Jetzt müssen Sie ja nicht denken, dass das etwas ist, das sowieso nie zu erreichen ist. Es ist nicht so! Es ist sogar so, dass wir dieses Sein jeden Tag erleben und erfahren. Im Tiefschlaf sind wir uns nicht bewusst, dass wir einen Körper haben. Und trotzdem lebt dieser Körper im Tiefschlaf. Im Tiefschlaf sind wir uns nicht bewusst, dass es eine Welt gibt, dass wir einen Körper haben. Auch das Ich ist verschwunden. Trotzdem wachen wir am Morgen auf – ich spreche ausdrücklich vom Tiefschlaf – und haben das Gefühl, ah, das war aber gut, irgendetwas ist glücklich, irgendetwas ist entspannt. Was wir da erleben, zwar auf unbewusste Art, ist dieses Sein.

Wenn wir träumen, ist zwar der Körper ruhig, aber der *Mind* arbeitet. Dann gibt es diese Bilder. Im Tagesbewusstsein ist es immer dieses Gewahrsein, dieses Zeuge-Sein ist immer vorhanden. Weil wir am Morgen wissen, wir haben gut geschlafen. Das ist, wovon ich spreche. Auch im Tagesbewusstsein, wenn wir plötzlich wie einen Schritt zurückgehen und uns selbst beobachten, schwingen wir in dieses

Gewahrsein ein. Und selbst in der Traumwelt ist es manchmal so, dass wir wie Beobachter oder Beobachterin des Traumes sind, und wieder sind wir in dieser Dimension. Es ist ganz interessant, wenn Sie das einfach mal anschauen: Alles was im Tiefschlaf nicht ist, ist relativ und nicht so wichtig. Ein guter Maßstab. Man kann vieles vergessen. Nicht so wichtig nehmen, vielleicht nicht vergessen, aber nicht so wichtig nehmen, relativieren.

So, und nun werden Sie fragen: Ein spiritueller Weg, geht der lang oder kurz oder wie ist das eigentlich? Auf was muss ich mich da einlassen? 20 Jahre, 30 Jahre? Die Buddhisten geben eine wunderbare Antwort:
Es gibt vier Möglichkeiten!
Die erste Möglichkeit ist: Der Pfad ist kurz und leicht.
Die zweite Möglichkeit ist: Der Pfad ist kurz und schwer.
Die dritte Möglichkeit ist: Der Pfad ist lang und leicht.
Die vierte Möglichkeit ist: Der Pfad ist lang und schwer.
Ich weiß nicht, zu welchem Typ ich gehöre. Ich bin schon ziemlich lange dran. Glauben Sie auch ja nicht, dass es irgendwann aufhört; es hört dann auf, wenn wir sterben. Wären wir nämlich vollkommen, würden wir gleich sterben. Solange wir leben, gibt es was zu lernen. Das ist einfach so. Und es spielt keine Rolle. Es gibt einen Punkt, wo es überhaupt keine Rolle spielt, ob es schwer, leicht, lang oder kurz ist. Es spielt überhaupt keine Rolle. Und alle diese Pfade, ob lang oder kurz, leicht oder schwer, von welchen

Richtungen sie auch kommen – all diese Pfade führen in etwas Fünftes.

Das Fünfte ist hier und jetzt.

Wir Menschen haben die Möglichkeit in jedem Augenblick, hier und jetzt, wenn wir vollkommen im Jetzt anwesend sind, die Ewigkeit zu erfahren. Und das Ziel jeglichen Pfades ist, präsent zu sein in jedem Augenblick. Und das ist alles. Und dieses Präsent- und Gegenwärtigsein ist für jeden Menschen in jedem Augenblick möglich. Hier und jetzt, genauso! Jeder Augenblick ist neu. Jeder Augenblick ist in sich vollkommen. Und stellen Sie sich vor: In jedem Augenblick, in jedem Atemzug sind die Tore geöffnet, dieses Einssein zu erfahren, zu berühren.

Hier und jetzt, genauso.

Fragen an Annette Kaiser

Das Jetzt; wie werde ich die Vorstellungen los, die immer wieder kommen, und gelange ins Jetzt zurück?

Das ist ein Teil einer Praxis. Das ist meistens nicht einfach so ohne Übungsweg möglich. Ich denke deshalb auch, dass für die meisten Leute eine Meditationspraxis notwendig ist.

Wie komme ich ins Jetzt?

Am besten Sie setzen sich einfach mal hin und spüren den Füßen nach, wie sie da auf dem Boden stehen, den Sitzknochen, wie sie sitzen, nehmen die Hände so leicht auf den Schoß und gehen nach innen einen Moment, schließen die Augen und fühlen nach innen. Und wenn Sie so da sitzen, die Sitzknochen nochmals spüren, die Füße auf den Boden, Ihre Aufmerksamkeit nach innen gewendet, dann gibt es eigentlich keine Probleme, gar nichts. Es fehlt uns nichts, dieser Augenblick ist wie vollkommen - er ist nicht wie vollkommen, er ist vollkommen. Dieser Augenblick, jetzt, genauso.

Und Sie können sich immer wieder so herholen, sich selbst. Es ist so, dass 90 % der Probleme selbstgemacht sind. Und es ist auch oft so, dass ganz viel Energie in diese 90 % hineinfließt.

Und wenn wir uns immer wieder herholen, einfach unmittelbar - man kann das ganz einfach machen: eben Füße auf den Boden, ich halte den Stuhl, ich spüre mir nach -, dann ist da kein Morgen, kein Gestern. Ich sitze unmittelbar jetzt hier, und Sie merken in dem Moment wie etwas einfach einen Moment still ist. Frieden. Und das ist es. Und mit der Zeit werden wir fähig, dass das immer mehr und mehr erfahrbar ist. Wir holen das Pferd, das davongaloppiert, zurück. Jetzt. Jetzt. Genauso.

Ich hoffe, Ich habe Ihnen damit ein bisschen eine Antwort geben können. Eine gewisse Übung braucht es. Das Pferd einfach immer wieder zurückholen. Das ist eine Möglichkeit.

Kann man mit Meditation Krankheiten heilen, zum Beispiel Depressionen?

Das zu beantworten übersteigt meine Kompetenz. Ich begleite Menschen auf dem inneren Weg. Und da gibt es Menschen, die zeitweise Depressionen hatten, haben oder bekommen. Das gibt es.

Mit Depressionen, die als Krankheit gesehen werden, kenne ich mich zu wenig aus. Ich weiß, dass es auf dem inneren Weg manchmal Phasen gibt, die depressionsähnliche Erfahrungen hervorrufen. Wenn ich sehe, dass es wirklich eine Depression ist, die ein Krankheitsbild ist, würde ich zu einem Arzt schicken, oder jemandem, der sich auskennt. Es gibt aber auch Depressionen, die auf dem spirituellen Weg geschehen; das sind nicht wirkliche Depressionen, sondern „Zeiten der inneren Wüste".

Es gibt auch eine Art Depression, wenn wir an das Tor des Nichts herankommen, die wie eine krankhafte Depression aussieht, aber nicht ist. Das ist dann eine Durchgangsphase, in der man dem Menschen zu verstehen gibt, dass er sie durchschreiten muss, und dass dieser Zustand aus der Erfahrung des Ichs heraus so interpretiert wird.

Ich denke, dass natürlich ein spiritueller Weg im Allgemeinen heilend wirkt. Aber im ganz allgemeinen Sinne. Weil zum Beispiel die gebundenen Kräfte ganz enorm sind, die der Mensch aufwendet, um die abgespaltenen Teile im Unbewussten zu halten. Und wenn diese Teile natürlich frei und integriert werden, ist das tiefgreifende, heilende Arbeit. Es ist auch eine Frage, wie Heilung definiert wird.

Platsch: In jeder Depression ist viel Energie gebunden; die Depression ist ein Stagnationszustand, wo die Lebensenergie nicht mehr fließt. Depression ist sehr viel weiter zu fassen als nur auf der psychischen Ebene. Depression kann, wenn sie sich grobstofflich auswirkt, auch in eine somatische Krankheit führen, was häufig der Fall ist bis hin zu Krebs. Krebs ist auch ein Stagnationssyndrom.

Die chinesische Medizin bezeichnet den Krebs als Stagnation von Qi (Lebensenergie) oder Blut. Die Lösung von Stagnation heißt, diese gebundene Energie wieder zu befreien. Ein Aspekt von Heilung kann darin bestehen, stagnierende Energie wieder in Fluss zu bringen – griechisch *panta rhei* -, was aber nicht gleichbedeutend sein muss, dass die Dinge, die sich auf einer grobstofflichen Ebene bereits verfestigt haben, alle wieder rückgängig werden. Aber es fließt dann wieder auf einer feinstofflichen Ebene. Und das ist auch ein Teil von Heilung.

Wie kann ich das Entleeren üben? Immer wenn ich mich in die Stille begebe, ist das Chaos da. Da ist ein buntes Theater, Kino. Und das Entleeren ist gerade dann besonders schwer.

Es fällt mir nicht so schwer in Bewegung, beim Tanzen, oder auf dem Fahrrad. Aber gerade in den Momenten, in denen ich bewusst in die Stille gehe, fällt es mir schwer. Gibt es dafür ein Handwerkszeug?

Meine erste Frage wäre: Wie lange „entleeren" Sie schon?

Kurz!

Was ist kurz, was ist lang?

Sehr sporadisch!

D.h. ab und zu, nicht täglich. Ich denke, täglich wäre eben gut. Es braucht nicht viel Zeit.

In der Tradition, aus der ich komme, würde eine halbe oder dreiviertel Stunde täglich meditieren reichen. Aber es muss gemacht werden. Nicht stur, nicht dogmatisch. Aber man muss sich die Zeit nehmen, für das eigentlich Primäre im Leben.

Das Primäre ist das Göttliche in uns, das höhere Selbst in uns. Das steht an erster Stelle. Sie wissen gar nicht, was Sie alles sparen. Es ist unglaublich, aber wenn man beginnt, in dieser Quelle in sich selbst mehr und mehr vertraut zu werden, müssen Sie gar nicht mehr so viel vom Verstand her lösen. Sehr oft kommen die Lösungen intuitiv. Sie bekommen intuitiv gesagt, was der nächste Schritt ist, was zu machen ist.

Früher habe ich stundenlang abgewägt: ob dieses oder jenes...Und dieses kausalanalytische, von a nach b denkende Abwägen ist eigentlich sehr träge und langsam, und mit dieser komplexen Welt, die wir haben, wird es immer schwieriger. Wenn Sie in Ihre eigene Quelle hineingehen, braucht es Zeit, es braucht Durchhaltevermögen, es braucht Disziplin und es braucht viel Liebe zu sich selbst.

Viel Sanftmut. Aber wenn Sie das konstant üben – steter Tropfen höhlt den Stein –, werden Sie erfolgreich sein. Und am Anfang - das haben Sie richtig gesehen - merken wir nicht, was da innen läuft. Was für ein Theater, was für Szenarien. Wenn die Energie erst einmal nach innen gewendet wird, dann beginnt es zu brodeln und zu machen. Aber es wird sich beruhigen. Geben Sie nicht auf! Versuchen Sie, wenn es geht, vielleicht zunächst jeden zweiten Tag, wenn dann das Innere damit einverstanden ist, vielleicht jeden Tag eine halbe Stunde, immer am selben Platz, zur selben Zeit. Vielleicht am Morgen, wenn Sie ein Morgenmensch sind, sonst am Abend. Einfach sich diese Zeit zu nehmen für das Unbenennbare, die Quelle in sich. Das ist das Wichtigste, was Sie tun können. Wirklich. Nur Mut.

Ich möchte der Kollegin gerne einen kleinen Tipp aus persönlicher Erfahrung geben. Ich habe auch jahrelang versucht, in der Stille zur Stille zu kommen, bis ich entdeckt habe, dass ich die Bewegung brauche. Es war eine Befreiung zu spüren, ich muss mich nicht zum Stillsitzen quälen, um in die Stille zu kommen, sondern ich darf mich bewegen. Vielleicht sind Sie auch so ein Typ und es wäre den Versuch wert.

Ja, es gibt sicher ganz verschiedene Methoden, in die Stille zu kommen. Es ist nicht für alle Menschen Meditation, das ist absolut korrekt. Und man muss wie selber experimentieren und sich genau beobach-

ten. Sich kennenlernen, wozu man neigt; sich zuzu-
gestehen, nein zu sagen, das ist nichts für mich. Das
muss man selbst ein bisschen ausloten. Aber ich denke, für einen Großteil der Menschen ist es wirklich
hilfreich, in die Stille zu gehen. Aber es gibt immer
Ausnahmen und man muss immer selbst herausfin-
den, was einem gut tut.

Braucht das Unterweisung?

Mit Unterweisung ist es einfacher, dass man es
richtig macht. Es ist auch einfacher, wenn man mit
Leuten zusammen meditiert. Es hilft. Jesus hat schon
gesagt: Wenn zwei sich in meinem Namen treffen.
Man kommt in ein stärkeres Schwingungsfeld. Es ist
einfacher als alleine zuhause. Aber man kann es auch
gut alleine zu Hause. Diese Meditation, die wir machen, reicht als Anweisung. Es gibt aber andere Me-
ditationsmethoden, da braucht es mehr Anweisung,
das gibt es auch. Alles ist in Ordnung. Einfach hören,
was das Herz anspricht. Auf das Resonanzprinzip
achten und dann wählen. Ob Bewegung, ob Stille,
was immer. Das Herz lässt einen eigentlich nicht
fehlgehen.

*Eine intellektuelle Frage zur Sufitradition. Sie
bezeichnen sich auch als Sufilehrerin und haben erwähnt, dass Sie in Ihrer Tradition eine andere Auf-
fassung zum Verwurzeltsein des Sufitums im Islam
haben. Sie haben erwähnt, dass Ihre Tradition keine
Religion und keine Philosophie ist, und mich würde
interessieren – ich habe gerade das Buch* Der Weg
durchs Feuer *von Irina Tweedie zu lesen angefangen*

und kenne die Sufitraditionen aus dem großen
Naqshbandiyya-*Sufiorden -, wo die Verbindungen zu*
den Sufitraditionen, die im Islam wurzeln, bestehen?

Sie werden lachen, ich weiß ganz wenig darüber.
Sie werden lachen, ich bin sogar katholisch.

Ich bin Taiji-Lehrerin, Sufilehrerin, Mutter, verheiratet, aber letztlich bin ich gar nichts von all dem.
Ein Sufi ist jemand, der niemand ist.

Die Tradition von Frau *Tweedie* und *Bai Sahib*
kommt aus der *Naqshbandiyya-Mujaddidiyya* Sufi-
Linie. Das ist ein indischer Zweig der Sufilehre.
Naqshbandiyya, das ist der größere Begriff, den Sie
erwähnt haben, und *Mujaddidiyya* waren die Erneue-
rer. Die stillen Sufis. Aber *Bai Sahib* und Frau *Tweedie* haben die Tradition tatsächlich so verstanden,
dass es eine Lebensweise ist, keine Religion, keine
Philosophie. Frau *Tweedie* war Atheistin, *Bai Sahib*
kam aus dem Hinduismus, sein Lehrer war Moslem.
Also Sie sehen, diese Tradition ist keiner Religion
zugehörig.

Es tut mir leid, aber ich habe wenig Verbindung
zum Islam. Ich finde die Metaphysik des Islam sehr
interessant. Was aber praktiziert wird im Allgemeinen, finde ich alles andere als interessant, das finde
ich Mittelalter. Die Strömungen, die heute praktiziert
werden, was wir heute mitbekommen, das hat für
mich nichts mit einem eigentlich inneren Weg zu tun.
Das ist aber auch in anderen Traditionen so. Ich kenne die katholische Kirche relativ gut, ich war im
Kloster und die Nonnen konnten mir eigentlich
nichts von einem inneren Weg vermitteln.

Was mich wirklich interessiert ist zu erkennen, wer ich bin oder wer Gott oder das Göttliche ist. Die Wahrheit oder das, was wirklich ist.

Es war so, dass ich Frau *Tweedie* begegnet bin und sie mir einen Weg zeigte, der es möglich machte, mitten im Leben zu stehen. Ich hatte nämlich zwei kleine Kinder damals und ich stand voll im tibetischen Buddhismus und hätte eigentlich drei Jahre, drei Monate, drei Tage, drei Stunden in eine Höhle gehen sollen, um zu praktizieren. Ich hatte aber zwei kleine Kinder, es war einfach nicht möglich und ich bin fast verzweifelt. Und als ich dann 1982 das Buch von Frau *Tweedie „Wie Phoenix aus der Asche"* kennenlernte, war plötzlich ein innerer Pfad zugänglich, der mir erlaubte, mitten im Leben zu stehen und doch nach Hause zu kommen. Das ist, was mich interessiert hat, ich wusste gar nicht, was Sufismus war! Ich wusste es jahrelang nicht. Dazu kam, dass wenn Frau *Tweedie* sprach, ich einfach nichts mit dem Verstand fassen konnte. Ich verstand nichts. Ich war nur fasziniert. Und ich war irgendwo berührt. Ich bezeichne mich heute in diesem Sinne nicht als Sufilehrerin, äußerlich habe ich diese Funktion, aber mein wirkliches Verständnis ist: Ich *bin*. Punkt. Es geht um bewusstes Menschsein, das ist für mich das Zentrum. Und das möchte ich mit allen teilen. Ich möchte nicht mehr so sehr den Akzent auf Sufi legen oder Zen, sondern : Ich *bin*. Bewusstes Menschsein. Das ist für mich der Punkt.

Die mystische Erfahrung, die Unio mystica, bringt uns in eine Dimension hinein, da sind wir nicht mehr dies oder jenes. Das ist das Wunderbare

in der heutigen Zeit und man kann jeden Pfad über-
setzen. Und man versteht sich nicht so sehr als Welle, Farbaspekt oder Duft, sondern als leeres Gefäß.
Und es ist für alle weder leicht noch schwer zugänglich.

*Was hat sich für Sie im täglichen Leben geän-
dert, seitdem Sie diesen Weg gehen?*

Wie heißt dieser wunderbare Zen-Spruch: Vor
der Erleuchtung trage ich Wasser und schlage Holz,
nach der Erleuchtung trage ich Wasser und schlage
Holz.

Was hat sich geändert? Ich glaube, das Selbstverständnis hat sich geändert. Das ist der Angel-
punkt. Es ist ja so, dass jeder Mensch einzigartig ist.
Jeder Mensch hat bestimmte Fähigkeiten, hat eine
bestimmte Alchemie. Jeder Mensch ist geschaffen
worden für eine ganz bestimmte Aufgabe. Diese
Aufgabe verändert sich nicht einfach. Wenn ich eine
Klavierlehrerin bin, werde ich nicht plötzlich zum
Holzhacker. Das ist unmöglich.

Es ist zwar nichts unmöglich, aber meistens
bleibt die Alchemie die Alchemie, man hat eine bestimmte Farbe, bestimmte Neigungen usw. Dieser
Rahmen bleibt. Aber man ist nicht identifiziert damit.
Das ist die große Freiheit.

Ich bin immer noch Mutter, ich bin immer noch
Ehefrau, ich unterrichte immer noch Taiji, ich bin
immer noch eine schlechte Köchin...Ganz einfach.
Wir können ja meistens im Leben nicht so sehr die
Dinge verändern, die Dinge geschehen! Aber den

Bezug zu den Dingen, dort liegt unsere Freiheit. Das ist, wo wir die Flügel wie ein Adler öffnen können.

Dies ist mein erstes Wochenende mit dem Thema Spiritualität, ich habe aber vor Jahren schon mit Yoga angefangen, und vieles, was heute gesagt wurde, hat mich sehr stark an Yoga erinnert. Mir war es nicht bewusst, dass man sich damit schon auf einen spirituellen Weg begeben kann. Ich wusste nur, es tut mir gut und hilft mir, und man verfolgt das dann einfach weiter. Nun meine Frage, ob das für viele nicht ein guter Einstieg wäre, weil man Yoga am Anfang etwas besser greifen kann. Man fängt ja langsam an und begibt sich auf immer höhere Ebenen, die zu Anfang Körper und Geist mehr miteinander verbinden.

Sie meinen *Hata*-Yoga, ich präzisiere, weil es verschiedene Arten von Yoga gibt: Es gibt *Jhana*-Yoga, es gibt *Karma*-Yoga, es gibt *Raja*-Yoga usw. Und *Hata*-Yoga ist das Yoga, das über den Körper durch die *Asanas*, die yogischen Übungen, arbeitet. Ja, das ist ein guter Einstieg! Alles ist gut, was ein Einstieg ist! Wunderbar. Es kommt aber immer darauf an, wer unterrichtet. Und wenn ein Mensch, der Yoga unterrichtet, das auch mit einer spirituellen Praxis verbindet, fließt natürlich dies auch hinein. Das ist wunderbar! Ein guter Einstieg. Was immer dem Menschen dient, näher zu sich selbst zu kommen, ist wunderbar.

Sie werden als „moderne Mystikerin" bezeich-
net, von Mystik verstehe ich nichts, von moderner
Mystik gar nichts.....

Was ist ein Mystiker, was ist eine Mystikerin?
Das ist jemand, der diese Urerfahrung sucht und erfährt.

Ein Beispiel: Als ich aufwuchs, eben katholisch,
in die Kirche ging, später auch im Kloster war, da hat
man mir eine äußere Lehre gegeben: man geht in die
Kirche, man beichtet, man macht das Glaubensbe-
kenntnis usw. Man hat immer auf Jesus gezeigt oder
Maria.

Aber man hat mir nicht gezeigt, dass ich Gott innen erfahren kann. Ein Mystiker sucht, die Erfahrung
des Göttlichen direkt und unmittelbar zu erfahren.
Das ist ein Mystiker. Und das ist eine Urerfahrung.
Und jeder Mensch macht einerseits – und ich kann
nur paradox sprechen – die gleiche Urerfahrung, dass
er Nichts und Alles zugleich ist. Wie er das aber in
Worte fasst, ist einzigartig, weil jeder Mensch einzigartig ist. Und so ist letztlich auch jeder spirituelle
Pfad einzigartig. Wir sagen, es gibt so viele spirituelle Pfade, wie es Atemzüge gibt. Der Mystiker sucht
die Erfahrung der Unio mystica, die Innenschau.

Und schauen Sie ein bisschen auf die Geschichte
von *Pater Willigis*: Er ist Benediktinermönch und
zugleich Zen-Meister und wird gerade von der Kirche herausgeworfen; er hat Redeverbot und darf
nicht mehr öffentlich auftreten. Warum? Weil er so
ganz klar sagt: Ich bin nicht gegen die Kirche, nicht
gegen diese Art von Hinführung des Menschen in
sein göttliches Wesen. Aber es gibt wie einen Moment, wo das alles abfällt. Die Wege sind wie ein

Boot, mit dem man einen Fluss überquert. Ist man am anderen Ende angekommen, schleppt man das Boot nicht mehr herum, sondern lässt es zurück. Aber die Kirche hat natürlich einen Anspruch - einen Machtanspruch -, immer noch tätig zu sein.

Und so waren die Mystiker nie beliebt. Viele Mystiker aller Religionen, die diese inneren Erfahrungen gemacht haben, wurden gesteinigt. *Al-Hallaj* wurde gesteinigt und umgebracht, weil er gesagt hat: *Ich bin die Wahrheit.* Und jeder Mensch, der sich selbst erkennt, erfährt, dass er die Wahrheit ist. Das ist ein neues Paradigma, dass heute vielen Menschen ein spiritueller Zugang möglich ist.

Es gibt eine Aussage, die heißt: Wenn der Mensch im 21. Jahrhundert nicht zum Mystiker wird, wird er die Welt nicht mehr erleben. Wir sind an einer evolutiven Grenze angekommen, die wir überschreiten müssen. Es ist heute vielen Menschen möglich, in diese Berührung, diese Direkterfahrung, zu kommen. Es ist auch leichter geworden.

Frau *Tweedie* hat diese innere Lehre, diesen Pfad, in den Westen gebracht. Sie hatte jahrelang mit sechs, sieben Leuten in einer Kleinstwohnung von zwei auf drei Metern meditiert.

Sie war eine reiche und gut situierte Frau, bevor sie alles aufgegeben hat, nach London gegangen ist und die Meditation gelehrt hat. Was war denn vor 20, 30 Jahren Meditation? Niemand hat meditiert. Niemand wusste von einem wirklichen inneren Weg. Heute ist uns das zugänglich. Frau *Tweedie* hat wie ein Archetypus gelebt, „gepfadet", vorgelebt, vorgepflügt, muss man fast sagen.

Heute ist es für uns leichter, da eine Grundrichtung gelegt ist. Es findet weltweit eine Beschleunigung statt. Es treibt den Menschen förmlich in dieses transpersonale oder kosmische Bewusstsein hinein. Was heißt das? Das heißt, dass wir verstehen, dass Sie und ich, alle hier im Raum, *ein* Bewusstsein haben. Nicht dass jeder ein anderes hat, nein, die Grundlage, die Essenz, der Baustein ist *ein* Bewusstsein. *Eine* Liebe. Das hat aber wahnsinnige Konsequenzen: Wenn man das erfährt, erfährt man alle Leiden der Welt, alle Freuden der Welt, es kann uns dann nicht mehr gleich sein, was in Afghanistan oder woanders geschieht. *Ein* Bewusstsein, *eine* Welt; und irgendwo werden wir im großen Plan, den ich nicht verstehe - dieser Verstand kann das nicht verstehen - da hinein geführt.

Wir haben natürlich auch ein ganz seltsames Verständnis von Mystikern. Wir haben Vorstellungen und Bilder, die uns überliefert wurden. *Bruder Klaus* zum Beispiel in der Schweiz, *Theresa von Avila*, *Irmingard*, die hier seliggesprochen wurde usw. Heute dürfen wir ganz normal leben. *Theresa von Avila* hat ganz zum Schluss in der Beschreibung der 7. Wohnung gesagt: Endlich normal! Mystiker haben heute ein anderes Verständnis: mit diesem *Einen–* Bewusstsein. Der Liebe. Der Grundstoff, aus dem der Mensch gebaut ist, ist pure Liebe. Der Impuls, aus dem die Schöpfung entstanden ist, ist Liebe.

Wie gesagt, es ist für jeden wirklich möglich, das zu erfahren, es braucht nicht viel.

Nur den einen Schritt. Ich lebe ganz normal. Ich lebe nicht asketisch. Das ist auch ein Bild, das wir so oft haben: Man muss asketisch leben. Was nottut, ist einzig und allein, unsere Bindung an die Dinge loszulassen. Aber die Schöpfung wurde erschaffen zur Freude, nicht zum Leid. Wir müssen lernen, die Dinge anders zu sehen. Eigentlich ist die Schöpfung Fülle. Und sie ist erschaffen worden zur Freude aller Wesen. Dass damit einhergeht, dass Dinge entstehen und vergehen, dass in den Jahreszeiten die Blüten kommen im Frühling und die Blätter fallen im Herbst, ja, dass Körper geboren werden und gehen, ja. Aber die Manifestation ist Fülle, ist Vielfalt, ist Farbe, ist Spiel, ist Tanz des Lebens, und ist Freude. Es hat genug für alle! Es hätte genug für alle. Es hat genug für alle.

Jeder ist ja einzigartig in seinem Wesen, und das soll er leben. Ob es jetzt gesellschaftlich in den Rahmen passt oder nicht, die Konditionierung muss man hinter sich lassen. Und diese Einzigartigkeit voll zu leben, diesen Duft, das ist die Aufgabe. Im Bewusstsein, dass es nur sein Tanz ist oder nur das Spiel der Maya. Die Essenz, die farblos ist, oszilliert in dieser Farbe, in diesem Duft, um sich selbst zu reflektieren, selbst zu erkennen, und kehrt in den Ursprung zurück.

Das Thema dieses Seminars ist ja Medizin und Spiritualität. Haben Sie von Ihrer Erfahrung her vielleicht Vorstellungen und Wünsche, wie die Spiritualität sich auf die Medizin auswirken soll?

Ich denke, dass grundsätzlich die spirituelle Dimension in der Medizin sehr wichtig ist. Zum Beispiel das Vermögen, einen Patienten ganzheitlich wahrzunehmen, ist eine unschätzbare Qualität.

Ich weiß aus dem tibetischen Buddhismus und der tibetischen Medizin, dass Spiritualität eine ganz wichtige Funktion hat. Auch in der ayurvedischen Medizin. Und natürlich vermisse ich diesen Teil in der westlichen Medizin weitgehend. Die westliche Medizin hat andererseits wieder Dinge erreicht, die nach meiner Kenntnis eine tibetische Medizin nicht erreicht hat. Ich mag mich irren, da das nicht mein Gebiet ist. Ich denke aber, wenn sich das Wissen der westlichen Medizin mit der spirituellen Dimension vereinen kann, dass da ein ungeheures Potential an neuen Erkenntnissen, neuen Heilweisen, neuen Verfahrensweisen entstehen kann, die wirklich zum Wohle aller Menschen sein könnten.

Das Wichtigste und von unschätzbarem Wert für einen Arzt wäre ein tiefes Verständnis des Wesens des Menschseins. Ich denke auch die Qualität der Liebe, und ich meine das nicht sentimental oder romantisch, sondern im Sinne des Mitgefühls, das einerseits die Qualität und das Verständnis hat, dass der Mensch in seiner Hülle verletzlich ist; das ist der eine Aspekt. Der andere Teil vom Mitgefühl ist für mich, dass ein Arzt zum Beispiel den ewigen Teil im Menschen sieht und sich darauf beziehen kann, weil es durch das auch wiederum eine Leichtigkeit geben kann. Und ich denke immer, dass eine Größe der Sicht in sich selbst schon eine Heilkraft hat.

Ich denke, wenn ein Patient sich verstanden fühlt, auf der körperlichen, mentalen und seelischen Ebene, dass das bereits eine Heilkraft hat. Nur schon durch das Verstanden-Werden. Aber auch die Sicht der Diagnostik erweitert sich: Was ist auf welcher Ebene und was ist aus dem Gleichgewicht? Das wäre natürlich eine große Hilfe, weil man dann die Hebelwirkung richtig ansetzen kann. Wo etwas gemacht werden muss.

Sich auf dem spirituellen Weg in seiner Einzigartigkeit selbst erkennen und gleichzeitig erkennen, dass alles zusammengehört – warum oder was bin ich hier, wenn ich gar nicht so individuell, sondern ein Teil vom Ganzen bin?

Sie müssen den Kreis durchlaufen. Man kann nichts überspringen. Das ist eigentlich der Reifungsprozess. Man muss das wie durchlaufen. Sonst ist es nicht bewusst. Es geht um Bewusstwerdung. Und das muss wie innerlich durchlaufen werden. Frau *Tweedie* hat einmal *Bai Sahib* gefragt – *Bai Sahib* heißt nichts anderes als großer Bruder, er war ihr Lehrer –: Sie können doch Heilige machen, sofort, warum machen Sie das nicht? Worauf er antwortete, das könne man schon, aber es bringe nichts, weil der Prozess nicht stattfindet.

Das können Sie selbst ganz leicht nachfühlen: Wenn Sie eine gewisse Sache selbst durchlebt haben, dann können Sie einem anderen Menschen viel besser beistehen. Wenn dieser Kreis nicht durchlaufen ist, dann ist es, als hätte es in der Menschwerdung nicht wirklich stattgefunden. Man kann es nicht überspringen. Aber es geht schon viel schneller. Das ist ein Trost. 40 Jahre, hat man früher gesagt, dauert es, dass überhaupt innerhalb eines Lebens ein Mensch Selbsterkenntnis erreicht. 40 Jahre ist eine lange Zeit, aber im Vergleich z.B. zum Alter der Erde – Millionen von Jahren - ist das natürlich nichts.

Durch die Erkenntnis des *einen* Bewusstseins entsteht ein Feld, und jeder Bewusstseinsschritt, den ein Mensch macht, trägt zur Erhebung des Bewusstseins bei. Darum geht es schneller. Wir verstehen viel schneller. Wenn ich zum Beispiel meine Mutter, mich und die Kinder anschaue: Meine Kinder sind in einem ganz anderen Bewusstseinsstand heute als ich es in meiner Kindheit war. Und damit erkennt man die Beschleunigung, wie schnell unsere Kinder heute aufnehmen und ein Verständnis von gewissen Lebenszusammenhängen haben, die wir in diesem Alter noch lange nicht begriffen hatten.

Sie sagten, dass alles aus der Liebe heraus geboren und die Evolution an einem Punkt angelangt ist, an dem diese Erkenntnis sich verbreiten muss oder die Welt stirbt ab. Nun gibt es aber in der Medizin, bei uns Ärzten und Ärztinnen Situationen, mit denen wir schwer zurecht kommen, ich denke jetzt zum Beispiel an die Schwangerschaftsunterbrechung.

Das andere Problem, das sich jetzt auftut, ist die Veränderung des Erbgutes bei Pflanzen, Tier und Mensch, wo wir nicht wissen, was auf uns zukommt.

Inwieweit hilft uns da die Spiritualität im Arztsein, auf diesem Wege etwas in die eine oder andere Richtung zu tun, habe ich da eine Entscheidungserleichterung? Kann ich da etwas herausziehen und meinen Patienten vermitteln?

Der *Dalai Lama* wurde einmal zur Atomenergie befragt, ob er dafür oder dagegen sei. Er antwortete, die Atomenergie an sich sei nicht schlecht, die Frage sei, wie sie eingesetzt würde. Und das ist eine Frage des Bewusstseins. Mit dem Erbgut kenne ich mich zu wenig aus, das sind heikle Fragen. Ich denke, die wissenschaftliche Forschung ist vermutlich in einer Weise unaufhaltsam. Aber was ganz entscheidend ist, ist die Entwicklung des Bewusstseins. Und damit sind wir weit hintan. Es fehlt nicht am *know how*, wir wissen technisch gesehen unglaublich viel, aber es fehlt am Bewusstsein des Menschen in der heutigen Zeit und da haben wir einen großen Aufholbedarf.

Was ich vorhin gemeint habe, sind alles nur Konzepte. Und Konzepte sind nicht wahr. Alles was ich sage, ist nicht wahr. Jetzt verwirre ich Sie wahrscheinlich total, aber das ist so. Alles was man sagt, ist nicht die absolute Wahrheit. Relativ ja, aber nicht absolut. Worte vermögen nie die Wahrheit zu erfassen. Worte sind wie ein Finger, der auf den Mond zeigt. Um was es aber hier geht, ist immer der Mond, die Wahrheit selbst. Und alles, was wir hier reden, sind mögliche Erklärungsversuche, Modelle, Konzepte, die nie die Wahrheit selbst sind, sondern die einfach versuchen, eine Orientierungshilfe darzustellen. Es sind Stützen, Hilfsmittel, so wie auch die Instrumente der Meditation.

Und zugleich sind sie Heilmittel. Meditation, Mantrasagen, Konzentrationsübungen, das sind Heilmittel, das ist eine Art Medizin, die dem Menschen verabreicht wird, damit er in seinen natürlichen, ursprünglichen Zustand kommt. Dieses Sein, dieses Ich-bin, oder *Sat chit ananda* ist der natürliche Zustand des Menschseins. Und wenn der erreicht ist, kann es sein, dass die Medizin nicht mehr eingenommen werden muss. Es ist nicht so, dass dann plötzlich Meditation oder ein spiritueller Weg zum

Selbstzweck wird, da muss man aufpassen. Um das geht es nicht. Es geht immer darum, dass der Mensch in tiefstem Frieden mit sich selbst ist.

Es gibt ein wunderschönes Wort von einem Zen-Meister, das heißt: *Wenn Seele still, ganzer Mensch still, dann Weltfrieden.* Wenn ich mich selbst erkannt habe, erkenne ich jeden anderen auch.

Sie haben gesagt, jeder Mensch hat eine Aufgabe. Woher wissen Sie das?

Ist nicht jeder Fingerabdruck einzigartig? Das ist doch so. Wenn wir holographisch denken, ist das ein Abbild im Kleinen von etwas Größerem, nämlich dem Menschen, also muss jeder Mensch einzigartig sein. Und damit hat er einzigartige Fähigkeiten. Und er ist hier auf der Erde, um diese einzigartigen Fähigkeiten in den Dienst der Menschheit zu stellen. Das ist eine Art, den Sinn des Lebens zu erklären.

Warum soll ich mich in den Dienst der Menschheit stellen? Woher wissen Sie, dass ich das soll?

Sie müssen das nicht. Das ist einfach so. Das ist das richtige Verständnis vom Menschsein.

Was ist dann der Dienst, den ein Mensch zum Beispiel tut, wenn er eine Minute nach der Geburt wieder stirbt?

Dann ist er wegen der Eltern gekommen.

Und was ist da der Dienst?

Fragen Sie die Eltern, nach 10 Jahren vielleicht, was das Ganze ausgelöst hat.

Ist die Antwort der Eltern nach 10 Jahren nicht ein Konstrukt von ihnen?

Es kommt darauf an, in welcher Tiefe die Dinge angeschaut werden, wie tief sie gehen konnten.

Sind wir damit nicht ganz nah an der Frage, ob wir wirklich einzig dazu da sind, uns in den Dienst der Menschheit zu stellen?

Das ist eine möglich Antwort. Es gibt bestimmt andere. Aber wenn ich wirklich von einem größeren Bewusstseinsfeld, einer weiteren Betrachtungsweise spreche, dann muss ich sagen, dass die ganze Schöpfung eine Art Symphonie ist. Das ganze Universum wird uns immer wieder bildlich dargestellt. Wenn Sie die Galaxien betrachten, das Zusammenspiel von all diesen Dingen, das ist eine einzigartige Symphonie. Und alles hat seinen Platz, seinen bestimmten Klang. Ob wir uns dessen bewusst sind oder nicht. Und dieser eine Klang jedes Menschen trägt zur Symphonie des Ganzen bei.

Diesen Klang bewusst zu leben ist der Dienst. *Du bist ein Gedanke Gottes, und ein genialer dazu.*

Es wurde gesagt: Ich will aber der Menschheit nicht dienen. Dazu fällt mir der Satz ein: Der, der stolpert, stolpert für den, der hinter ihm geht, der dann acht geben kann. Der, der stolpert, will natürlich gar nicht stolpern, aber er erfüllt einen Zweck, ohne dass er es will.

Warum muss ich mich in den Dienst der Menschheit stellen? Wir haben ein Entwicklungsmodell des Menschen vor uns. In einem Modell, in dem es keine Entwicklung gibt, macht das keinen Sinn. Vielleicht ist es so, dass wir jetzt auch intersubjektiv sehen, dass verschiedene Menschen, die auf einem Weg sind, sich sehr wohl fühlen, wenn sie etwas tun können für die Welt. Das sind Erfahrungswerte.

Es heißt, der Mensch sei in seinen Antrieben ein Wesen der Steinzeit oder von noch viel früher. Könnte man sagen, dass dieser spirituelle Weg der Weg zum Humanen ist, das noch nicht verwirklicht ist? Den wir begehen müssen, um nicht auszusterben, um nicht unterzugehen, um unserer Bestimmung gerecht zu werden? Und dass der Mensch ein Zoon politikon ist in seiner Verantwortung für den anderen? Und anders geht's nicht?

Ich denke tatsächlich, dass es hier um bewusste Menschwerdung geht. Denn wenn wir zum Beispiel einen Tag oder unser ganzes Leben in Rückschau genau beobachten und uns fragen: Wo sind entscheidende Sachen passiert? Wo sind die Weichenstellungen? Warum bin ich Arzt geworden? Was war der entscheidende Punkt? Wenn man es genau betrachtet, sieht man, dass es in den meisten Fällen keine wirklich bewussten Entscheidungen sind.

Etwa 10% sind uns bewusst. Der Rest ist unbewusst. Das ist relativ viel. Die Eisbergspitze, die hervorschaut, ist bewusst, der untere Teil ist unbewusst. Wir sind nicht so bewusste Menschen, wie wir denken. Das ist sicher so.

Wenn wir den Ausspruch betrachten „Wenn der Mensch nicht zum Mystiker wird, überlebt er nicht", ist das von der relativen Ebene aus gesprochen. Kann sein, kann nicht sein. Was wissen wir. Auch wenn wir ganz tief schauen, wissen wir nicht.

Nicht wissen. Ich weiß, dass ich nicht weiß, sagte Sokrates. Die Dinge, die wir besprechen, sind zum Teil Konzepte. Nicht zum Teil. Es sind Konzepte. Sie helfen dem Menschen zur Orientierung. Aber was wirklich ist, weiß ich nicht. Und je tiefer ich schaue, desto weniger weiß ich. Das ist einfach so. Dieses Nicht-Wissen ist wie ein weißes Blatt. Nicht wissen.

Wenn ich sage: Ich bin dazu da, um..., ist das ein Versuch einer Sinngebung. Dass wir versuchen, einen Sinn in unserem Leben zu finden, und vielleicht auch einen Sinn zu finden in dem, was wir tun, einen Sinn in der Schöpfung zu finden.

Die Frage ist, wozu ist die Schöpfung denn da, welchen Zweck hat die Schöpfung? Das ist eine Ebene, da sind wir im Bereich von Dualität und Erscheinungsformen. Wenn ich das tiefe Verständnis von dem, was mir Schöpfung bedeutet, manchmal in der Tiefe erfahre, dann liegt gar kein Zweck in der Schöpfung. Dann ist da nur das, was als Ich-bin und als das Sein bezeichnet wird. An einer bestimmten

Stelle stellt sich die Frage nicht mehr, warum und wozu.

Wir versuchen, die Dinge mit dem Verstand auszuloten. Machen wir folgenden Vergleich dazu: Jemand malt ein Bild von einer Person und die Figur im Bild fragt nachher: Warum habe ich eigentlich grüne Haare, oder gelbe Haare, oder warum habe ich so einen großen Mund? - Das geht nicht. Das Objekt kann nicht fragen. Gewisse Dinge können wir einfach mit dem Verstand nicht erfassen.

Wir sind wie derjenige, der gemalt wird im Bild. Der kann nicht plötzlich einfach Antworten haben für das, was der Maler oder die Malerin gemacht hat. Das ist unmöglich. Das ist eine andere Dimension. Und in diese andere Dimension können wir mit der Sprache nicht hinein.

Das ist das Problem. Und der Sinn und all diese Sachen sind Hilfestellungen. Aber letztlich wissen wir es nicht. Wir wissen es nicht. Und wir haben keine Antwort, warum die Dinge so sind, wie sie sind. In tiefsten Tiefen.

Mir ist der Dienst an der Menschheit nicht aus dem Kopf gegangen. Und es hat sich vorher so angehört, als hieße Dienst an der Menschheit, 8 Stunden am Tag zu schuften. Als ich zu meditieren anfing, dachte ich, man müsse ganz gerade sitzen, man müsse sich recht schrecklich quälen und, wenn ich mich hinlegte, hatte ich ein ganz schlechtes Gewissen.

Mittlerweile ist mir das alles egal und mein Dienst an der Menschheit könnte sein, dass ich mich einfach hinlege, damit die anderen sehen: Aha, das könnte ich auch so machen.

Es ist ja interessant, was dieses Wort „Dienst" im Menschen auslöst. Sehr beladen, genauso wie Demut oder Gnade. Das ändert sich jetzt. Aber vor 10 Jahren von Demut zu reden oder von Gnade, war nicht in. Ebenso wenig wie „Dienst am Menschen" oder „rein und heil aus dem Herzen heraus zu leben".

Wir haben so viele Projektionen, auch was zum Beispiel ein Mystiker oder ein Heiliger ist.

Ramana Maharshi war ein Mensch, der mit 16 Jahren ein tiefes Erlebnis hatte. Er hatte eine Todeserfahrung, bei der er gesehen hat, was er wirklich ist. Er hat erfahren, was wirklich ist, was ewig, und was kommt, geht und vergänglich ist. Er ging nachher nach Arunachala, dem heiligen Berg im Süden von Indien, und brauchte viele Jahre, um diese Erfahrung ganz zu integrieren. Und die Leute haben ihn dann gebeten, vom Berg herunter zu kommen. Und er kam und lebte im Ashram, am Fuße des heiligen Berges. Er ist morgens aufgestanden und hat sich auf die Couch gesetzt, weil sie es gerne so wollten. Dann ist er den Berg hochgegangen irgendwann für eine Stunde und kam wieder herunter. Er war einfach präsent.

Da kann man sagen, ja, was hat das mit Dienst zu tun? Frau *Tweedie* hat gesagt: Ein Yogi verändert die Welt durch sein Sein. Wir bringen das Wort Dienst sofort mit Aktivität, Stramm-Stehen etc. in Zusammenhang. Das ist überhaupt nicht gemeint. Im tiefsten Sinne ist gemeint, in diesem Sein, das im Nicht-Sein wurzelt, zu leben. Aus diesem innersten, leeren Raum, der Fülle meint, zu leben. Das sagt noch gar nicht, was man äußerlich tun oder nicht tun soll. Das ist nicht entscheidend. *Ramana Maharshi* hat gesagt, die Leute verstehen das nicht. Ich bin hier und mache nichts Besonderes. Es ist wie wenn ein Ventilator – in Indien ist es ja so heiß und da gibt es diese Ventilatoren – läuft und man hochguckt, dann sieht man gar nicht, dass es ein Ventilator ist, es ist einfach etwas, das surrt, sonst sieht man nichts wegen der schnellen Drehbewegung. Er sagte, in der Stille sein ist höchst dynamisch, das ist wie dieser Ventilator, das ist wie die höchste Frequenz, die höchste Dynamik, die überhaupt da sein kann. Und das ist es, was bewirkt. Nicht die Aktivität, das Tun, das Rumrennen etc. Sondern was wirklich bewirkt in dieser Welt, ist das Verwurzelt-Sein in der Stille. Was immer man dann zu tun hat oder nicht zu tun hat, das ist sekundär. So ergibt sich ein Tun im Nicht-Tun.

Jemand hat gefragt heute: Ich bin ja Therapeut und das sind sehr hohe Anforderungen.

Das stimmt. „Rein und heilig". Aber wir müssen das zuerst verstehen: Was heißt rein?

Was heißt heilig? Diese Begriffe sind dermaßen verzerrt, und wir müssen wie innerlich den Kreis wieder abschreiten, um in ein einfaches, unmittelbares Dasein zu kommen, das spontan und natürlich aus sich selbst heraus ist. Das ist alles. Und das ist Dienst. Man kann es auch anders nennen. Das spielt keine Rolle. Aber es ist nicht mehr identifiziert. Und damit frei. Was immer das heißt.

Wir kommen auch in ganz kritische Bereiche hinein: In der *Bhagavadgita* gibt es diesen wunderbaren Dialog zwischen *Krishna* und *Arjuna*, dem Königssohn, der in den Krieg ziehen muss. Und *Arjuna* sagt: Ich will nicht in den Krieg ziehen, das bedeutet zu töten. *Krishna* jedoch sprach zu ihm, dass er doch in den Krieg zu ziehen habe, und lehrte ihn mit welcher Haltung.

Das sind alles sehr heikle Fragen, das muss man alles sehr genau ausloten und innerlich wirklich verstehen. Auf einer bestimmten Ebene gibt es nicht gut und böse. Und das ist sehr schwer zu verstehen, aber das ist so. Ich hatte eine fast mystische Erfahrung, als ich in Auschwitz mit *Roshi Glasman* zu einem Zen-Retreat war; wir waren da während 5 Tagen. Am ersten Tag ging ich in dieses Museum in den alten Baracken. Am Anfang wurden noch alle Häftlinge fotografiert. In einer Baracke hingen die Fotos im Gang, links die Männer und rechts die Frauen. Und ich sah diese Menschen, und ich sah diese Augen. Und ich sah in den Augen plötzlich eine andere Dimension. Dass etwas anderes all das erfährt. Und ich verstand, dass das sowohl im Täter wie im Opfer vorhanden ist.

Das sind Dimensionen, die schwierig zu erklären sind. Man kann den Menschen nur wirklich in sein Herz verweisen. Wo er versteht und erfährt, dass das Du und das Ich Nicht-Zwei sind. Wenn ich das erfahre, dass ich der andere bin, dann weiß ich auch, dass wenn ich ihm den Kopf abschlage, oder ihn verletze, z.B. seine Gefühle verletze, dass ich das mir selbst antue. Wir sind nicht getrennt. Wir sind all-eins. Und auf einer innersten Ebene kann nichts verletzt werden, nichts geboren werden, nichts sterben. Und das ist, was wir sind.

Kann man einen Säugling als spirituell bezeich-
nen? Denn ein Säugling ist selbstbewusst, er orien-
tiert sich nicht an anderen, er ist im Grunde bei sich
selbst. Wenn man Säuglinge sieht, bemerkt man, dass
sie immer ganz da sind. Das würde ja dann bedeuten,
wie es in der Bibel heißt: Wenn ihr nicht werdet wie
die Kinder, werdet ihr nicht ins Himmelreich kom-
men. Kann man das so sehen?

Warum sind wir so fasziniert von einem neuge-
borenen Kind? Das Neugeborene hat noch wie beide
Welten zusammen. Die jenseitige und die diesseitige.
Und wenn man in die Augen schaut, dann sind sie ja
manchmal noch irgendwo in einer unendlichen Weite. Mit der Zeit kommen sie immer mehr hierher und
das andere geht immer mehr weg. Übrigens ist das
häufig auch so bei jemandem, der stirbt: Wenn man
in dessen Augen schaut, gibt es diese Phasen, wo er
wie in ein anderes hineingeht und dann wieder da ist.
Der Unterschied ist, dass es beim Säugling noch
nicht bewusst ist.

Einen spirituellen Weg zu gehen, bedeutet, diese
beiden Welten im Bewusstsein zusammenzubringen
und zu vereinen: Das Innen und Außen, das Himmli-
sche und das Irdische. Das ist der spirituelle Weg.
Der führt uns dahin.

Es heißt ja auch: Stirb, bevor du stirbst. Das ist
die Aufgabe eines spirituellen Weges.

Dass das, was sterben kann, ins Bewusstsein
kommt, dass es stirbt. Und das, was übrigbleibt, das
ist.

Weiterführende Literatur

Bücher der Referentinnen/Referenten

Berner-Hürbin, A.: Hippokrates und die Heilenergie, Schwabe-Vlg., Basel, 1997

Berner-Hürbin, A.: Eros – die subtile Energie, Schwabe-Vlg., Basel, 1989

Kaiser,A.: Der Weg hat keinen Namen – Leben und Vision einer Sufi-Lehrerin, Hrsg. Anna Platsch, Theseus-Vlg., Berlin, 2002

Platsch, K.-D.: Psychosomatik in der Chinesischen Medizin – wenn Geist Essenz durchdringt, Urban&Fischer, München, 2000

Heilen und Spiritualität

Hildegard von Bingen: Heilkunde, Otto Müller Vlg. Salzburg, 1957

Feild, R.: Leben um zu heilen, Rohwolt Taschenbuch, 1989

Kapleau, P.: Das Zen-Buch vom Leben und Sterben, O.W. Barth Vlg., 2001

Jampolsky, G.G.: Was heilt ist die Liebe, Schritte zu innerem Frieden, Kösel Vlg., 2001

Kemper, P. (Hg.): Die Geheimnisse der Gesundheit, Medizin zwischen Heilkunde und Heiltechnik, Suhrkamp Taschenbuch, 1996

Ornish, D.: Heilen mit Liebe, Krankheiten ohne Medikamente überwinden, Mosaik Vlg., 1999

Pearsall, P.: Heilung aus dem Herzen, Die Körper-Seele-Verbindung und die Entdeckung der Lebensenergie, Goldmann Vlg., 1999

Sheldrake, R. / Fox, M.: Die Seele ist ein Feld, Dialog zwischen Wissenschaft und Spiritualität, O.W. Barth Vlg., 1999

Mystik

Attar: Vogelgespräche, Die berühmte persische Sufi-Erzählung über die Pilgerfahrt nach Innen, Ansata Vlg., 1988

Aurobindo: Wenn die Seele singt, Kreuz Vlg., 2001

von Avila, Teresa: Die innere Burg, Diogenes Vlg.

von Avila, Teresa: Das Buch meines Lebens, Herder Vlg., 2000

von Avila, Teresa: Ich bin ein Weib, und obendrein kein gutes. Herder, 2000

Ayya Khema: Meditation ohne Geheimnis, Theseus Vlg.

Glassman, B.: Zeugnis ablegen, Buddhismus als engagiertes Leben, Theseus

Hoffmann, Y.: Die Kunst des letzten Augenblicks, Todesge-dichte japanischer Zenmeister, Herder-Spektrum, 2000

Jäger, W.: Die Welle ist das Meer, Mystische Spiritualität, Herder-Spektrum, 2000

Johannes vom Kreuz: Die dunkle Nacht, Herder, 1995

Johannes vom Kreuz: Die lebendige Liebesflamme, Vollständige Neuübersetzung; Herder, 2000

Kornfield, J.: Das Tor des Erwachens, Kösel Vlg., 2000

Meister Eckhart: Mystische Schriften, Insel Vlg.

Meister Eckhart: Ewigkeit inmitten der Zeit. Gedanken eines Mystikers, Benziger Vlg., 1998

Meister Eckhart: Deutsche Predigten und Traktate, Diogenes Vlg.

Schmid. G.: Die Mystik der Weltreligionen, Eine Einführung, Kreuz Vlg., 1990

Segal. S.: Kollision mit der Unendlichkeit, Rowohlt Taschenbuch, 2000

Tolle, E.: Jetzt! Die Kraft der Gegenwart, Kamphausen Vlg., 2000

Thich Nhat Hanh: Mit dem Herzen verstehen, Kommentare zu dem Prajnaparamita Herz Sutra, Theseus Vlg., 1990

Thich Nhat Hanh: Die Wunder der Achtsamkeit, Theseus Vlg.

Tweedie. I.: Der Weg durchs Feuer, Ansata-Vlg., 1988

Vaughan-Lee. L.: Transformation des Herzens, Fischer, 1999

Vaughan-Lee, L.: Der Liebesbund, Psychologische und spirituelle Aspekte des mystischen Weges, W. Ludwig Vlg., 1993

Psychologie

Jaffé. A. (Hg.): Erinnerungen, Träume, Gedanken von C.G.Jung, Walter Vlg., 1986

Platsch, A.: Adlerinnen, Vier Vorträge für Frauen, die immer noch suchen, Bod, 2000

Kurzbiographien und Anschriften

Dr. phil. Annie Berner-Hürbin
Sprachstudium und Assistenz an der Universität Zürich. Dort ebenfalls Psychologiestudium und anschließend verschiedene psychotherapeutische Ausbildungen. Langjährige Kurs- und Vortragstätigkeit, Leitung von Seminaren und diverse Publikationen, u.a. die Bücher „Hippokrates und die Heilenergie" sowie „Eros, die subtile Energie". Sie ist in eigener psychotherapeutischer Praxis tätig und Dozentin am Szondi-Institut Zürich. Preisträgerin des Szondi-Preises 1995 und Ehrenbürgerin der Stadt Kos für ihre Arbeit an „Hippokrates und die Heilenergie".

Anschrift: Bahnhofstr. 48, CH- 8305 Dietlikon
               Email: annie.berner@freesurf.ch

Annette Kaiser
hat Volkswirtschaft studiert, ist spirituelle Leiterin der „Villa Unspunnen" in der Schweiz und der „Windschnur" in Deutschland. Von der englisch-russischen Sufi-Lehrerin Irina Tweedie wurde sie autorisiert, deren Tradition einer westlich adaptierten Form des Sufismus weiterzuführen. Sie ist verheiratet, hat zwei erwachsene Kinder und unterrichtet Taiji. Autorin des Buches „Der Weg hat keinen Namen".

Anschrift: Villa Unspunnen
               CH-3812 Wilderswil
               Email: : info@villaunspunnen.ch
               www.villaunspunnen.ch
               Tel 0041 (0) 33 821 04 44
               Fax 0041 (0) 33 821 04 45

Seminarhaus Windschnur Deutschland
(Leitung vorort Anna Platsch)
Windschnur 6-12
D-83132 Pittenhart
Tel   0049-(0)8624-891 504
Fax 0049-(0)8624-891 508
info@windschnur.de
www.windschnur.de

Dr. med. Klaus-Dieter Platsch
Facharzt für Innere Medizin und Psychotherapeut, praktiziert seit über 17 Jahren die klassische chinesische Medizin. Ist langjähriger Dozent der Deutschen Ärztegesellschaft für Akupunktur und Gastdozent verschiedener anderer Einrichtungen, führt ebenso viele eigene Seminare z.B. auf der Fraueninsel und in der Windschnur im Chiemgau durch. Ebenso zahlreiche Vorträge und Veröffentlichungen, u.a. das Buch „Psychosomatik in der Chinesischen Medizin – wenn Geist Essenz durchdringt". Er ist verheiratet und hat drei erwachsene Kinder. 2002 Gründung des Institutes für Integrale Medizin für Öffentlichkeitsarbeit, Aus- und Weiterbildung und therapeutische Vernetzung im Sinne einer spirituell fundierten, ganzheitlichen Medizin.

Anschrift: Institut für Integrale Medizin
                  Dr. med. Klaus-Dieter Platsch
                  Windschnur 6-12
                  D-83132 Pittenhart
                  Tel   0049-(0)8051-9 28 96
                  Fax 0049-(0)8624-89 17 78
                  Email: info@integrale-medizin.net
                  www.integrale-medizin.net